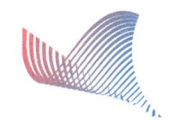

科普中国
CHINA SCIENCE COMMUNICATION

中国癌症基金会　中国抗癌协会

丛书主编　支修益　田艳涛　付凤环　秦德继

全面说 淋巴瘤

朱　军　李向红　主编

中国科学技术出版社
·北京·

图书在版编目（CIP）数据

全面说淋巴瘤 / 朱军，李向红主编. -- 北京：中国科学技术出版社，2025.1（2025.8 重印）. -- （科普中国·肿瘤防控科普丛书 / 支修益等主编）. -- ISBN 978-7-5236-1110-4

Ⅰ. R733.4

中国国家版本馆 CIP 数据核字第 2024FD3947 号

策划编辑	宗俊琳　张　龙
责任编辑	王久红
文字编辑	张　龙
装帧设计	佳木水轩
责任印制	徐　飞

出　　版	中国科学技术出版社
发　　行	中国科学技术出版社有限公司
地　　址	北京市海淀区中关村南大街 16 号
邮　　编	100081
发行电话	010-62173865
传　　真	010-62179148
网　　址	http://www.cspbooks.com.cn

开　　本	880mm×1230mm　1/32
字　　数	127 千字
印　　张	7.5
版　　次	2025 年 1 月第 1 版
印　　次	2025 年 8 月第 2 次印刷
印　　刷	北京盛通印刷股份有限公司
书　　号	ISBN 978-7-5236-1110-4/R·3370
定　　价	48.00 元

（凡购买本社图书，如有缺页、倒页、脱页者，本社销售中心负责调换）

科普中国·肿瘤防控科普丛书编委会

名誉主编 张 勇　樊代明
主　编 支修益　田艳涛　付凤环　秦德继
副主编（以姓氏汉语拼音为序）
　　　　　陈小兵　董家鸿　高社干　胡 瑛
　　　　　江 涛　焦健姿　柯 杨　李向红
　　　　　李子禹　廖秦平　刘 红　宋 刚
　　　　　孙正魁　武爱文　邢念增　徐世新
　　　　　赵 勇　朱 军　邹冬玲
秘书处 尧小兵　宋亚波　胡海涛　黄玉玲
　　　　　仲维国　岳晓敏　王 薇

本书编委会

主　　编　朱　军　李向红
常务主编　丁　宁
副 主 编　谢　彦　刘卫平
编　　者　（以姓氏汉语拼音为序）

白　静	曹交武	柴　琎	陈　婕
邓吉利	邓丽娟	杜婷婷	冯非儿
高　大	龚　浩	何天珩	何语灵
胡鼎耀	胡少轩	李　帅	李月娇
李振军	林宁晶	刘佳鑫	刘雁飞
吕　洁	潘　涛	平凌燕	热依扎
汤永静	王得道	王　方	王慧睿
王晶石	王晓敏	王旖旎	王　钥
王　珍	王之龙	魏　娜	魏　星
吴家金	吴　梦	姚志华	叶莹莹
张　晨	张会来	张嘉宁	张旭东
张雅月	张怡堃	赵林俊	

内容提要

本书为"科普中国·淋巴瘤防控科普丛书"之一,是一部介绍淋巴瘤诊断及治疗新进展的科普读物,由肿瘤内科、放疗科、影像科、病理科、康复医学领域等专家合作编写。书中内容涵盖淋巴瘤的预防、筛查、诊断、治疗、康复五个方面,有助于读者全面了解淋巴瘤这种常见的血液系统恶性肿瘤的科普知识。同时,本书也详细介绍了淋巴结肿大的相关知识及在淋巴瘤诊断和治疗过程中一些令人困惑的问题。本书内容详尽,阐述清晰,兼具趣味性与知识性,可为普通读者提供丰富的淋巴瘤科普知识,也可作为社区或基层医务工作者的淋巴瘤诊疗参考资料。

丛书序一

癌症是人类面临的重大公共卫生问题,是我国城乡居民的主要死亡原因。2022年,我国有超过482万新发恶性肿瘤病例,约257万人死于恶性肿瘤。随着人口老龄化和工业化、城镇化进程的不断加快,加之慢性感染、不健康生活方式的广泛流行和环境污染、职业暴露等因素的逐渐累积,未来我国癌症防控形势依然严峻而复杂。

癌症的发生和发展是一个多因素、多阶段、复杂渐进的过程。随着现代医学的进步和科技的创新发展,恶性肿瘤已基本实现可防可治,世界卫生组织研究认为,大约40%的恶性肿瘤可以通过控制癌症危险因素、改变生活方式等避免。因此,广泛而有效地开展癌症科普宣传,使社会大众了解和掌握恶性肿瘤防治的核心知识,并在日常生活中主动采取有效的预防措施,比如控烟限酒、均衡饮食、进行适宜的体力活动、控制体重、接种疫苗、预防性治疗、早期筛查、控制致癌物质的暴露等，对于降低我国恶性肿瘤的发病率和死亡率具有非常重要的意义。

近年来，我国高度重视癌症防治的科普宣传工作，《"健康中国2030"规划纲要》和《健康中国行动——癌症防治行动实施方案（2023—2030年）》指出，要普及防癌健康科普知识，提高全民防癌抗癌意识，并制订了到2030年癌症防治核心知识知晓率达到80%以上的目标。为贯彻实施国家癌症防治行动，提升全民防癌抗癌意识，中国癌症基金会携手中国抗癌协会，启动"科普中国·肿瘤防控科普丛书"项目，组织全国癌症防治领域权威专家，倾力打造"科普中国·肿瘤防控科普丛书"。

"科普中国·肿瘤防控科普丛书"汇聚了国内多家医院的编写团队，凝聚了众多专家学者的心血和智慧，由中国科学技术出版社出版发行，具有很高的科学性、权威性和指导性。丛书主要集中于我国高发病率和高死亡率的癌种，聚焦肿瘤防控重点、社会关注热点、民众普及要点，以社会医疗问题和患者健康问题为导向，通过生动的案例、精美的插图和简洁的文字，向社会大众传递肿瘤防治核心知识，倡导每个人做自己健康的第一责任人，践行健康生活方式，积极防癌抗癌。

期望"科普中国·肿瘤防控科普丛书"能够成为健康中国建设的品牌科普作品,成为点亮癌症患者健康之路的明灯,照亮每一位读者的心灵,激起全民防癌抗癌的磅礴力量。

在此,感谢所有参与编写的专家及出版发行机构为丛书出版所作的努力!中国癌症基金会秉承科学、共济、仁爱、奉献的精神,致力于预防控制癌症,愿与大家一起,为建设一个没有癌症的世界而不懈奋斗!

中国癌症基金会理事长

丛书序二

肿瘤一直是危害人类健康的重大疾病，21世纪以来，我国肿瘤的发病率和致死率逐渐上升。随着医学及其技术的进步，肿瘤已逐步成为"可防可治"的疾病。

当前，恶性肿瘤的发病率持续上升，普通民众的疾病知识与健康意识仍普遍不足，因此民众对肿瘤科普知识的需求越来越迫切。面对肿瘤，民众大多存有畏惧心理，主要根源在于普通大众缺乏肿瘤防治科普知识，往往抱有侥幸心理，祈祷疾病不要降临己身；又出于恐惧对医院望而却步，错过了最佳的治疗时机。

国内外相关研究显示，30%的肿瘤能通过健康科普宣传、改变或改善不良生活方式获得有效防控。健康科普宣传对预防肿瘤发生、降低发病率和死亡率、提高病患生存质量具有重要作用。因此，肿瘤防治科普工作刻不容缓。

肿瘤防治，科普先行。科学严谨、紧跟前沿、知识准确、通俗易懂是民众对健康科普的基本要求。

作为我国肿瘤学领域历史最悠久、规模最大、水平最高、影响力最强的国家一级协会，中国抗癌协会一直以来非常重视癌症防治科普宣传，早在2018年就成立了我国肿瘤科普领域的第一支专业团队——中国抗癌协会肿瘤防治科普专业委员会。通过组建肿瘤科普专家团队、发展肿瘤科普教育基地、打造肿瘤核心科普知识库、开展多种科普主题活动、制订肿瘤科普指南、助力青年医师科普能力培训等方式，持续、系统地输出科学准确的肿瘤防治科普内容，为健康中国贡献肿瘤医学界的集体力量。

2022—2023年，中国抗癌协会组织131 000余位权威专家，集体编写完成了我国首部《中国肿瘤整合诊治指南（CACA）》（以下简称《CACA指南》），共计800余万字，覆盖53个常见瘤种（瘤种篇）和60项诊疗技术（技术篇），共计113个指南，横纵维度交叉，秉承"防筛诊治康，评扶控护生"十字方针，聚焦我国人群的流行病学特征、遗传背景、原创研究成果及诊疗防控特色，纳入中国研究，注重中国特点，兼顾医疗可及性，体现整合医学思维，是兼具中国本土特点和国际视野、适合中国人群的肿瘤指南体系。

健康科普类图书作为我国传播健康知识的有效途径之一，承担着普及健康知识、改善健康观念和保持健康行为的重要责任。此次由中国科协科普部指导、中国癌症基金会和中国抗癌协会组织编写、中国科学技术出版社出版的"科普中国·肿瘤防控科普丛书"以"肿瘤防治，赢在整合"的整合医学思想为指导，以《CACA指南》为依据，聚焦重点、关注热点、普及要点，以"防筛诊治康"为核心理念，以"评扶控护生"诊疗新技术、治疗新进展为主线，以社会医疗问题和患者健康问题为导向，制止流言、揭穿谎言、粉碎谣言，将民众对肿瘤防治知识的渴望和基层临床医生对肿瘤诊疗新技术、新药物、新规范的需求推进落地。

丛书的各分册由相关领域学科带头人牵头，凝聚了大量临床一线知名专家的智慧和心血。丛书内容优质、特色突出、吸引力强；语言简洁明了、生动有趣；编写结构新颖、形式活泼，带给读者轻松阅读的良好体验，且不失领域内的学科深度；有根有据，理论联系实际，使读者一看就明白，并能与自身情况相联系，推进自我健康管理与常见肿瘤防治，让民众理性识瘤、辨瘤，不盲目恐慌，充分激发科普宣传的主动性和创造性，真正造福广大民众。

在此，感谢所有参与编写的专家、出版发行机构为增强民众防治肿瘤的信心所做的努力、给予肿瘤防治研究与科普宣教的支持、为国家健康事业做出的贡献！

中国抗癌协会理事长

丛书前言

健康是促进人全面发展的必然要求，是经济社会发展的基础条件，是民族昌盛和国家富强的重要标志，也是广大人民群众的共同追求。习近平总书记在党的二十大报告中强调指出，要"推进健康中国建设""把保障人民健康放在优先发展的战略位置，完善人民健康促进政策"。健康既是一种权利，更是一种责任。维护自身健康是个人的首要责任，需强化自己是健康"第一责任人"观念。

为践行《"健康中国 2030"规划纲要》，2022 年 5 月 31 日，国家卫生健康委网站刊载了由中宣部、中央网信办、广电总局等 9 部委联合发布的《关于建立健全全媒体健康科普知识发布和传播机制的指导意见》(以下简称《意见》)。

《意见》的总体要求包括以保护人民生命安全、增强人民身体健康为出发点，以公众健康需求为导向，增加权威健康科普知识供给，扩大健康科普知识的传播覆盖面，为人民群众准确查询和获取健康科普知识提供便利，提升健康意识与素养。同时，提升健康信息的质量，发挥健康科普专家的作用，遏制虚假健康信息，净化健康科普知识传播环境。

根据《意见》，卫生健康行政管理部门应当加大健康科普知识供给力度，支持并鼓励医疗卫生行业与相关从业人员创作和发布更多、更优质的健康科普作品。

肿瘤科普，刻不容缓。

基于此，在中国科学技术协会科普部的指导下，中国癌症基金会与中国抗癌协会携手合作，牵头组织国内肿瘤防治领域权威专家，共同编写了"科普中国·肿瘤防控科普丛书"。

丛书聚焦我国常见的恶性肿瘤，邀请我国肿瘤防治领域学科带头人担任各分册主编和副主编，主要集中于我国高发病率和高致死率前十位的癌种，每个癌种独立成册。

丛书聚焦重点，关注热点，普及要点，以《中国肿瘤整合诊治指南（CACA）》的"防筛诊治康，评扶控护生"为主线，以社会医疗问题和患者健康问题为导向，以癌症领域的药物新研发、诊疗新技术、治疗新进展为主线，真正反映当前癌症各专业领域诊疗科普知识的"最新版"，本着

"及时制止流言、科学揭穿谎言、彻底粉碎谣言"的初衷，将民众对癌症防治知识和康复知识的渴望和基层临床医生对于癌症诊疗新技术、新药物、新规范的需求推进落地。

再次感谢各分册主编和编写人员的倾心投入和大力支持，感谢中国科学技术出版社的鼎力相助。相信此套丛书的出版将大力助推传播防癌、抗癌新知识，帮助患者树立战胜癌症的信心，普及科学合理的规范化治疗方法，希望能够对民众，尤其是肿瘤患者及其家属有所帮助，真正做到坦然说癌，科学规范治癌。

当前肿瘤防治的新知识不断涌现，限于篇幅，丛书中可能存在一些疏漏或不足之处，敬请广大专家、同行不吝给予指正。

本书前言

淋巴瘤是一种狡猾的肿瘤，尽管根据发热、盗汗、消瘦、淋巴结肿大等症状可以早期识别和发现部分患者，但是这些症状并不具有特异性，容易被误诊为淋巴结炎、结核感染等其他疾病。淋巴瘤患者血液中缺少特异性肿瘤标志物，如血液中乳酸脱氢酶的升高是某些侵袭性淋巴瘤的表现，但是在惰性淋巴瘤患者血液中并没有明显异常升高。因此，亟须通过科普宣传加强大家对淋巴瘤的认识，争取做到早发现、早诊断和早治疗。

淋巴瘤的病理诊断也是困扰临床的难点。如果没有明确的病理诊断，就不能进行正确的治疗。淋巴瘤的异质性很强，其病理类型多达一百种以上，不同类型淋巴瘤的治疗方法和预后转归有很大差别，因此，淋巴瘤的防治面临很大挑战。近三十年来，我国在淋巴瘤诊疗领域取得了明显进步，与国外同行的差距逐渐缩小，甚至在某些方面赶超了欧美国家的水平。例如，我国研究者率先提出了在鼻NK/T细胞淋巴瘤的治疗中采用以左旋门冬酰胺酶为基础的治疗，针对早期患者尽早采用放化疗联合治疗，这样的组合治疗策略可以大大提高患者的治愈率。我国的科研人员在淋巴瘤新药研发领域也做出了不懈努力，BTK抑制药、PI3K抑制药、PD1单抗、双特异性抗体、CAR-T细胞等诸多药物纷纷获得上市批准，为淋巴瘤患者的治疗提供了更多选择。

淋巴瘤的治疗要始终以患者为中心，让其全生命周期都能得到良好规范的照护，实现"活得更长，活得更好"的目标。在淋巴瘤诊断和治疗过程中需要组建多学科团队，涵盖淋巴瘤科、病理科、放疗科、影像科、核医学科、药剂科、康复心理科、输血科、营养科等临床和医技科室的专家，发挥各自专业的特长，群策群力，为每一位患者提供精准化和个体化的诊疗方案。

随着人口老龄化的加剧，我国淋巴瘤的疾病负担也在逐渐加重，成为严重威胁人民群众健康的恶性肿瘤之一。根据"全球疾病负担2019"的分析结果，我国淋巴瘤的发病率为5.56/10万，发病人数在10万以上，死亡率为2.47/10万，死亡人数接近5万。淋巴瘤疾病负担在地域与城乡之间的差异明显，如霍奇金淋巴瘤在我国东部地区的发病率高而死亡率低，在中西部地区的发病率低而死亡率高。

我国淋巴瘤专科建设起步较晚，而且各地区差异悬殊。比如，我国淋巴瘤的5年生存率仅为37.2%，而在北京大学肿瘤医院等大型医学中心诊治的患者，其5年生存率可达到65%，接近欧美国家的水平。目前，在全国同行的共同努力下，我们共同编纂和制订了行业指南和专家共识，并以此为指引，不断深入推动淋巴瘤的规范化诊断和治疗，为实现"健康中国2030"的总体癌症5年生存率不低于46.6%的目标而奋斗。

不同于面向医生的淋巴瘤诊疗指南，本书更侧重于面向非医学专业的读者，希望能帮助大家对淋巴瘤这种疾病有一个基本的了解，意识到淋巴瘤是可防可治的。希望能让更多患者及家属有一个良好的心态去面对疾病，给患者更好的日常照料；希望能让更多的基层医务工作者了解这种疾病，加强对这种疾病的宣传和教育，进而积极预防这种疾病。

在本书面世之际，我衷心感谢给予我们支持的各位编写专家、新闻媒体和出版界的朋友，希望能有更多读者通过这本书了解淋巴瘤，共同战胜淋巴瘤。

北京大学肿瘤医院

目录

第1章 淋巴瘤之潜踪隐迹

一、从细菌和病毒感染到淋巴瘤：感染因素对淋巴瘤的影响 2

二、辐射与化学：环境因素对淋巴瘤的影响 9

三、免疫系统失衡：免疫功能异常对淋巴瘤的影响 15

四、预防胜于治疗：健康生活方式对于降低淋巴瘤风险的重要性 22

五、定期体检，早发现：淋巴瘤早期筛查的重要性 30

第2章 淋巴瘤之大浪淘沙

一、探索淋巴系统：构成、分布和功能 40

二、识别淋巴结异常变化：掌握可能的症状和体征 48

三、不明原因的淋巴结肿大：必要的检查和诊断流程 55

四、发现淋巴结问题的"眼睛"：超声检查在淋巴结评估中的作用 63

五、两种不同的肿瘤淋巴瘤与淋巴结转移癌 70

第3章 与日俱进：淋巴瘤诊断五大技术

一、病理检查　78

二、实验室检查　86

三、骨髓与脑脊液检查　94

四、影像学检查　100

五、基因检测　108

参考文献　116

第4章 科学规范：淋巴瘤治疗手段

一、化学药物治疗　120

二、靶向治疗　129

三、放射治疗　138

四、造血干细胞移植　145

五、细胞治疗　156

六、淋巴瘤细胞治疗的未来　166

七、新药临床试验　168

第5章

康复之光：贯穿淋巴瘤治疗全过程

一、淋巴瘤治疗中如何科学制订日常生活规划：维持身心健康的关键策略　178

二、淋巴瘤治疗期间的身体不适：如何缓解并提高生活质量　189

三、如何科学安排康复期的运动计划　197

四、如何规划康复期的心理康复，帮助患者重新建立健康的心态和自我认知　203

五、重视随访，定期复查，守护健康　210

第1章

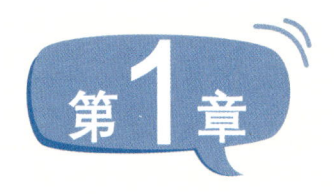

淋巴瘤之

潜踪隐迹

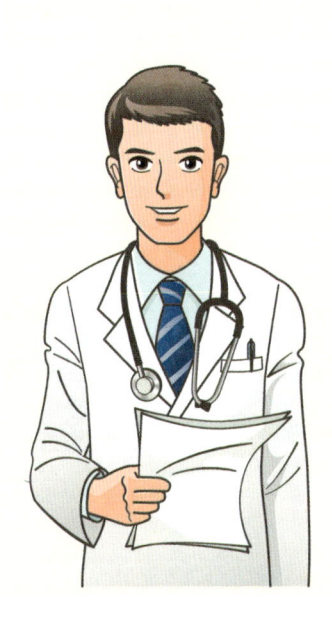

一、从细菌和病毒感染到淋巴瘤：感染因素对淋巴瘤的影响

淋巴瘤是起源于淋巴造血系统的恶性肿瘤，根据目前大家的认识，淋巴瘤发病可能与细菌病毒感染、机体免疫功能异常、接触放射线和化学物质，以及遗传因素等多种原因有关。据统计，全球将近20%的癌症是病毒感染或细菌感染引起的，多种类型的淋巴瘤的发病也是与细菌病毒感染有着密切的关系，下面就感染因素对淋巴瘤的影响进行一些简单的介绍。

◎ 病毒感染因素

提到与淋巴瘤相关的病毒，就不得不提一下EB病毒（EBV）、人类嗜T细胞病毒-1（HTLV-1）、人类免疫缺陷病毒（HIV）、乙型肝炎病毒和丙型肝炎病毒等。

1 EB 病毒（EBV）

EBV 最早是在儿童伯基特淋巴瘤中被发现和认识的。EBV 是一种倾向于感染人类 B 淋巴细胞的病毒，但它也可以感染 T 淋巴细胞、NK 细胞等多种免疫细胞。

EBV 感染，通常呈现潜伏性感染的特点，换句话说该病毒在感染细胞当中潜伏存在，并不会持续扩增，但却能够表达一系列病毒相关的产物，我们称之为 EBV 相关抗原，而这些 EBV 相关抗原能够不断地、缓慢地刺激被感染的淋巴细胞，导致感染细胞在刺激下不停地增生与转化，最终导致肿瘤发生。

进一步来说，科学家们发现 EBV 表达的潜伏膜蛋白 –1（LMP-1）是其促进淋巴瘤发生的关键，主要原因是该抗原能够激活多种促进淋巴瘤产生的信号通路，这些信号通路的活化不仅会刺激正常细胞发生不受控制的生长，使得细胞发生癌变，还同时能够减弱癌细胞的免疫原性，来逃过免疫系统的杀伤。

目前的研究发现，EBV 可能与多种淋巴瘤的发生有关，如霍奇金淋巴瘤、鼻 NK/T 细胞淋巴瘤、部分弥漫大 B 细胞淋巴瘤等。EBV 感染还可能与一些类型淋巴瘤的预后相关，如 NK/T 细胞淋巴瘤，研究发现外周血中 EBV 复制与预后不良相关。因此，认识到它的重要性，并早期监测 EBV 滴度，进而积极地配合治疗，是值得关注的。

❷ 人类嗜 T 细胞病毒 -1（HTLV-1）

HTLV-1 是成人 T 细胞淋巴瘤/白血病的重要致病机制之一。日本学者应用 HTLV 与患者血液中的淋巴细胞共同培养，目前已经培养出多种 T 细胞淋巴瘤/白血病细胞株，这也是其命名的主要缘由。

HTLV 的主要流行区是日本，在我国主要集中于东南闽粤沿海地区。HTLV 是目前科学家公认的成人 T 细胞淋巴瘤/白血病的致病因素，其是一种逆转录病毒，感染人体后病毒基因会被整合到被感染 T 细胞的基因组当中，并能够表达一系列的病毒基因相关产物，使受感染的 T 细胞在不受刺激的情况下依旧能够快速、持久且不受控制地生长。与此同时，这些被感染后不受控制的 T 细胞会产生大量的细胞因子，从而导致许多继发症状的产生。

另外，有多例个案报道，感染 HTLV 的 T 细胞淋巴瘤/白血病患者对于化疗效果欠佳，所以提示我们当遇到化疗效果不好的外周 T 细胞淋巴瘤患者时，需考虑成人 T 细胞淋巴瘤/白血病的可能，可考虑完善病毒学检查或抗体检测以明确诊断。这些病例报道同时提出，造血干细胞移植或许能为改善成人 T 细胞淋巴瘤 / 白血病患者的长期预后提供希望。

③ 人类免疫缺陷病毒（HIV）

大家常常谈"艾"色变。艾滋病是由 HIV 感染引起的一种免疫缺陷性疾病，是一种死亡率相对较高并且暂时没有治愈手段的一种疾病。

由于 HIV 对人体免疫系统的攻击，艾滋病患者常常因为多种并发症而死亡。艾滋病患者机体处于免疫缺陷状态，容易合并肿瘤，而其中最常罹患的恶性肿瘤就是淋巴瘤，艾滋病患者的淋巴瘤发病率比普通人高 60～100 倍。艾滋病相关淋巴瘤大多数是 B 细胞来源，常见的亚型是弥漫大 B 细胞淋巴瘤和伯基特淋巴瘤。一些研究观察到 HIV 能够不断刺激活化 B 细胞，引起 B 细胞中许多抑癌基因的失活和一些致癌基因的活化，从而导致淋巴瘤。同时需要注意，前文所提及的 EBV 感染，也与 HIV 感染引发的淋巴瘤密切相关，几乎所有的艾滋病相关淋巴瘤患者都有 EBV 感染。

预防艾滋病相关淋巴瘤最好的方法就是切断艾滋病传播途径，对于罹患艾滋病患者，积极使用抗病毒药物，能够在很大程度上减少艾滋病合并淋巴瘤的发生。即便艾滋病患者已经同时合并有淋巴瘤，在艾滋病控制良好的情况下，淋巴瘤也可以进行常规治疗。

❹ 其他

还有一些情况，如丙型肝炎病毒与 B 细胞性非霍奇金淋巴瘤（尤其是边缘区淋巴瘤和弥漫大 B 细胞淋巴瘤）可能相关，乙型肝炎病毒与弥漫大 B 细胞淋巴瘤可能相关，人类疱疹病毒 8 型（HHV-8）又称卡波西肉瘤相关疱疹病毒，可导致多种原发性渗出性淋巴瘤及 HHV-8 相关弥漫大 B 细胞淋巴瘤等。

◎ 细菌感染因素

除了病毒感染，很多细菌的感染也与癌症的发展相关。目前最明确、研究也最广泛的是幽门螺杆菌（HP）感染与胃癌、胃黏膜相关淋巴组织（MALT）淋巴瘤之间的关联。组织学研究中认为，胃黏膜相关淋巴组织淋巴瘤的形成与 HP 感染后造成的局部胃黏膜慢性炎症状态有关，这种慢性炎症状态会导致局部淋巴结中反应性淋巴细胞聚集、淋巴滤泡的形成，同时在 T 细胞的参与和帮助下不断促进异常细胞增殖，最终形成胃 MALT 淋巴瘤。

对于 Ⅰ 期病变局限在胃黏膜且 HP 阳性的胃 MALT

淋巴瘤，HP根治是推荐的一线治疗，根除HP治疗可以使60%～80%的患者得到缓解。监测HP感染状态，并积极使用根除HP感染治疗策略，不仅对治疗HP阳性、分期为Ⅰ期且病变局限在胃黏膜层的胃MALT淋巴瘤患者有效，同时对预防常见的慢性胃炎、胃癌等都有很大帮助。

另外，一些非胃原发MALT淋巴瘤的发生也可能与特殊类型感染相关。例如，眼附属器MALT淋巴瘤可能与鹦鹉热衣原体感染相关。既往观察显示，眼附属器淋巴瘤患者的鹦鹉热衣原体阳性率高达80%，而良性淋巴结变的鹦鹉热衣原体阳性率则不到10%，但鹦鹉热衣原体感染与眼附属器MALT淋巴瘤发生之间的具体关系和其中的生物学机制研究仍有待我们进一步探索。

综上所述，我们可以知道病毒感染、细菌感染和支原体、衣原体的感染是淋巴瘤发生风险因素之一。因此，采取有效的预防手段包括但不限于：①了解病毒、细菌等微生物传播途径，尽可能避免被感染；②接种疫苗，如能够在很大程度上有效预防相关感染的乙型肝炎病毒疫苗、HPV疫苗等。此外，定期监测、及时治疗相关感染，对淋巴瘤的预防和治疗也颇有帮助。

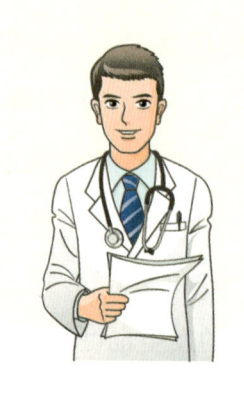

温馨提示

了解微生物传播途径,接种相关疫苗,定期监测、积极治疗感染,这对淋巴瘤的预防和治疗具有一定帮助!

二、辐射与化学：环境因素对淋巴瘤的影响

淋巴瘤是我国最常见的恶性肿瘤之一。根据国家癌症中心公布的数据，2014年我国淋巴瘤的确诊发病率为5.94/10万，淋巴瘤的发病是多种因素综合作用的结果，深入了解淋巴瘤的发病机制对淋巴瘤的分类、诊断及临床管理有着非常重要的意义。

有科学家们在既往研究中发现了大量淋巴瘤的潜在危险因素，包括某些既往病史（如免疫缺陷相关疾病、器官移植和输血）、生活方式（如烟草和染发剂）、环境暴露（如生活在农场而长期接触农药）、职业和行业（如农民、理发师、建筑工人、制鞋工人、打印机、金属铸造工人、焊工和砖石工），以及接触到的某些化学、物理或生物制剂（如农业化学品、石化产品、溶剂、辐射和病毒）。此外，最近的一些研究报告了人体测量数据［如身体质量指数（BMI）$>25kg/m^2$］与淋巴瘤之间的正相关关系。大量的科

学证据探究了环境和癌症之间的联系,早期研究可以追溯到 18 世纪。1761 年,当时的科学家们发现了烟尘与鼻部肿瘤之间的联系;1775 年,外科医生波西瓦注意到自己诊室里的阴囊癌患者几乎全是长期暴露于烟尘的烟囱清理工。此后的几个世纪,研究人员继续通过更细致的研究,来证明和量化这种关系,从这些流行病学研究中估计环境对癌症的影响。哈佛大学癌症预防中心在 1996 年发表的报告中表明,约 2% 的癌症死亡可归因于环境污染。而作为恶性肿瘤家族中重要一员的淋巴瘤,其发生发展与环境中的各种物理化学因素也有着密切关系。

下面就为大家介绍一下可能与淋巴瘤发病相关的环境因素。

20 世纪末,科学家们发现吸烟产生的烟雾中包括烟草中的致癌物和尼古丁等添加剂化合物,确定了吸烟与肺癌、口腔癌、咽癌、喉癌、食管癌、胰腺癌、膀胱癌和肾盂癌等肿瘤的发病存在关联(引发或促进肿瘤生长的能力已在成百上千项研究中得到证实)。此外,吸烟行为也与淋巴瘤的发病有着重要的联系。此前的调查研究中,与从不吸烟者相比,吸烟者患霍奇金淋巴瘤(NHL)的总体风险增加了 1.1 倍;流行病学研究表明,吸烟与患非霍奇金淋巴瘤之间也存在因果关系,与从不吸烟者相比,吸烟者的非霍奇金淋巴瘤患病风险增加约1.1倍；长期暴露于吸烟环境中的非吸烟人群，患NHL的风险是正常人群的1.5倍。

环氧乙烷是一种有效的杀菌药，对细菌和真菌都很有效，被广泛用作高温灭菌的替代选择，特别适用于医院中的外科手术设备、药物设备和防护服，以及博物馆中的热敏书籍、艺术品等。近年来，我国环氧乙烷产能迅速扩张。截至目前，我国环氧乙烷生产企业共计34家，产能总计678.3万，按照区域分布来看，华东地区为主产区，同时也是新增产能的集中地区。环氧乙烷的潜在致癌性于1959年首次被提出，并于1964年在动物实验中得到证实。对职业接触环氧乙烷的工人进行更深入的研究，发现这些工人的淋巴瘤发病率非常高。在近年的流行病学调查研究中发现，经常接触环氧乙烷该物质的人群，患淋巴瘤的概率是常人的4.3倍。

苯，是一种有机化合物，是最简单的芳香烃，化学式是C_6H_6，是有致癌毒性的无色透明液体，并带有强烈的芳香气味。它微溶于水，易溶于有机溶剂。苯可以由含碳量高的物质不完全燃烧获得。苯在工业上最重要的用途是做化工原料，经取代反应、加成反应、氧化反应等生成的一系列化合物，可以作为生产塑料、橡胶、纤维、染料、去污剂、杀虫剂等的原料。在淋巴瘤领域的科学研究中，有很多科学家探究了苯与罹患淋巴瘤的相关性。据报道，中或高暴露于含苯溶剂，患非霍奇金淋巴瘤风险略有升高，尤其是 B 细胞来源的淋巴瘤，风险增加了 1.2 倍。目前已有科学研究确定长期接触苯会对血液系统造成极大伤害，进而部分抑制免疫系统的功能。世界卫生组织癌症研究机构也将苯认定为 1 类致癌物，所以我们要注意避免与苯及其工业制品的接触。

杀虫剂是用来防治害虫的化学制剂，目前在农业生产中被广泛应用。杀虫剂历史长远、用量大、品种多。几乎所有杀虫剂都会严重影响生态系统，大部分对人体有害。在我国学者的一项研究中，长期接触杀虫剂（包括有机磷酸盐、氨基甲酸酯和其他非特异性杀虫剂）的人群患淋巴瘤的风险增加了 1.5 倍。除此以外，农业生产中经常应用的除草剂及化肥，也会增加患淋巴瘤的风险。另外一些有关淋巴瘤的流行病学研究也显示，从事农业生产的人群淋巴瘤的患病风险更高。这些科学研究提示我们应尽量减少与杀虫剂、化肥、除草剂等物质的接触，在生食部分蔬菜时，应注意清洗干净或去除外皮，而从事农业生产的人群也应尽量做好防护，并关注自身健康，定期体检。

除了在日常生活中被广泛应用的胶水，还有在国民经济各部门中都有着重大作用的胶黏剂，它在航空航天工业、汽车及车辆制造工业、电子电气工业及医学等方面都有着广泛应用。经常接触这些物质会显著增加淋巴瘤的患病风险。

除了以上对淋巴瘤患病有着确切影响的环境因素，科学家们还对很多其他对淋巴瘤发病有着潜在影响的环境因素进行了研究。这些环境因素包括日常应用中的墨水、颜料，以及一些工作环境中可能接触到的重金属物质等。这些物质在某些研究中提示可能增加淋巴瘤的患病率，但仍需要更多的科学研究来证明。

除了化学物质之外，物理因素也与淋巴瘤的发病存在相关性。电离辐射对人类健康的影响非常大，多种癌症的发病都与辐射息息相关。目前个别研究显示辐射暴露和淋巴瘤患病风险之间存在剂量依赖性正关联，但目前可供参

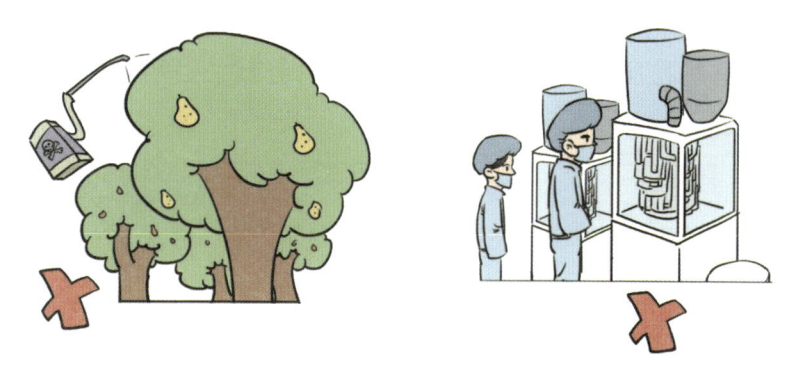

减少暴露于危险的物理、化学环境，如喷洒完农药的果园、有机试剂的生产车间

考的临床数据较少。由于电离辐射暴露与淋巴瘤间的联系非常复杂,结论尚不确切。一些关于辐射与淋巴瘤患病关系的临床研究正在开展,希望在未来,科学家们能给出一个更加确切的答案。

在部分特殊的工作地点或生活地点,人们会处在一个复合的环境中,可能接触不止一种能够引起淋巴瘤的化学物质。例如,在农业生产中会接触多种除草剂、杀虫剂及肥料;在部分工业生产中会接触到多种苯溶剂或苯制品。这种复杂的工作环境对人体健康的损害程度更大,患淋巴瘤的风险也越高。

从以上的内容里我们不难看出,在工业高速发展的今天,我们的生活环境中,很多日常应用的产品及其降解物会对我们的健康产生极大的影响,有些甚至会提高患淋巴瘤的风险。因此在日常生活中,我们应尽量避免接触这些物质,如果接触不可避免,则应注意隔离和个人防护。

三、免疫系统失衡：
免疫功能异常对淋巴瘤的影响

淋巴瘤是起源于淋巴结或结外淋巴组织的恶性肿瘤，其发生与免疫应答过程中淋巴细胞增殖分化时细胞恶变有关。淋巴瘤的致病原因尚未明确，淋巴瘤的发病相关因素包括：①年龄。淋巴瘤好发于老年人，随着人口老龄化的加剧及老年人免疫功能的减退，使得老年恶性淋巴瘤不断增高。②免疫系统异常。淋巴瘤在免疫系统疾病患者或服用免疫抑制药的人群中更常见。③病原学感染。常见的病原微生物有EBV、HP、HIV、乙型肝炎病毒和丙型肝炎病毒。下面我们将就免疫功能异常对淋巴瘤的影响进行介绍。人体的免疫力强就能抵抗住大部分病毒的侵袭，如果人体免疫系统出现问题，身体就会比较容易患上各种疾病，淋巴瘤就是人体免疫系统出现问题导致的不良事件。

◎ 自身免疫系统疾病与淋巴瘤

越来越多的研究表明，免疫系统疾病患者罹患淋巴瘤的概率明显增高。自身免疫性疾病（AD）已被认为是淋巴瘤的诱发因素之一。自身免疫性疾病是指机体对自身抗原发生免疫反应而导致的疾病，常见的疾病包括系统性红斑狼疮（SLE）、类风湿关节炎（RA）、干燥综合征、系统性血管炎及皮肌炎等。全球5%～8%的人口深受自身免疫性疾病影响，给患者带来巨大的痛苦。迄今为止，我们已经发现了超过80种AD，有全身性的，也有器官特异性的。

❶ 类风湿关节炎

RA是一种自身免疫性全身性炎症性疾病，患者中女性多于男性，发病高峰为30—50岁。常见症状为慢性、对称性、周围性关节肿胀，早晨关节僵硬和压痛。RA患者的总体恶性肿瘤发生率与普通人群相似，风险仅增加5%～10%。对于淋巴瘤，过去几十年进行研究和分析一致表明，与普通人群相比，RA患者发生淋巴瘤的风险增加约2倍。在这些患者中，非霍奇金淋巴瘤比霍奇金淋巴瘤更常见，弥漫大B细胞淋巴瘤是最常见的亚型。虽然类风湿关节炎的淋巴瘤的临床病程通常是侵袭性的，但这些病例的预后与一般人群的淋巴瘤相似。

❷ 系统性红斑狼疮

SLE 是一种多系统自身免疫性炎症性疾病，每 10 万人中有 20～150 人患病。主要患病人群为育龄女性，发病高峰为 13—40 岁。SLE 表现多种多样，因终末期器官损害不同而表现为不同的症状，且轻重程度不一。与其他风湿性疾病一样，SLE 患者的恶性肿瘤风险也明显增加，特别是淋巴瘤的发病风险明显增加。免疫失调、持续性慢性炎症和免疫抑制治疗的相关性为 SLE 患者发展为淋巴瘤提供了背景环境。多项研究表明，SLE 患者罹患淋巴瘤的风险为普通人群的 4～7 倍。在罹患淋巴瘤的 SLE 患者中，最常见的淋巴瘤亚型是弥漫大 B 细胞淋巴瘤，占所有罹患淋巴瘤 SLE 患者的 37%～62%。

❸ 原发性干燥综合征

原发性干燥综合征（PSS）是一种累及外分泌腺的自身免疫性疾病，其好发于女性，主要临床表现为口腔干燥和干燥性角结膜炎，是一种全身性疾病，可累及任何器官。PSS 患者有两个显著特征，即 B 细胞过度活跃和外分泌腺的慢性炎症。该病预后良好，与普通人群相比，PSS患者的总体恶性肿瘤风险增加了117%，PSS患者整体患血液系统恶性肿瘤（包括非霍奇金淋巴瘤、霍奇金淋巴瘤、多发性骨髓瘤和白血病）风险均高于一般人群。结外边缘区黏膜相关淋巴组织淋巴瘤（MALT淋巴瘤）是PSS患者最常见的淋巴瘤，其次为弥漫大B细胞淋巴瘤。国际淋巴瘤流行病学协会对AD和非霍奇金淋巴瘤患病风险进行了流行病学评估，发现干燥综合征可使非霍奇金淋巴瘤和腮腺MALT淋巴瘤的发病风险分别增加3.6倍和1000倍。

◎ 免疫抑制治疗与淋巴瘤

免疫抑制药对机体的免疫反应具有抑制作用，能抑制与免疫反应有关细胞的增殖和功能，可降低抗体免疫反应。常用的免疫抑制药主要有五类：①糖皮质激素类，如可的松和醋酸泼尼松；②微生物代谢产物，如环孢素和藤霉素等；③抗代谢物，如硫唑嘌呤和6-巯基嘌呤等；④多克隆和单克隆抗淋巴细胞抗体，如抗淋巴细胞球蛋白和OKT3等；⑤烷化剂类，如环磷酰胺等。随着免疫抑制药的广泛使用，其严重不良反应被逐步发现，免疫抑制药相关淋巴瘤的案例越来越多。免疫抑制治疗可能以多种方式促进淋巴瘤的发展。EBV 感染的 B 细胞免疫监视减少被认为有助于淋巴瘤的发展，特别是嘌呤类似物的使用与 EBV 阳性淋巴瘤的发展有关。此外，嘌呤类似物可在复制过程中导致碱基不稳定、错配，并干扰复制周期和修复机制，进而诱发突变。嘌呤类似物也可能直接抑制细胞毒性 T 细胞和 NK 细胞的功能，抑制细胞介导的免疫监视，使得 EBV 等潜在感染的淋巴细胞大量增殖，这将会导致淋巴组织增生性疾病及淋巴瘤发生。

❶ 接受免疫抑制药治疗的炎症性肠病（IBD）

炎症性肠病为累及回肠、直肠、结肠的一种特发性肠道炎症性疾病，包括克罗恩病（CD）和溃疡性结肠炎（UC）。与类风湿关节炎的情况不同，未接受免疫抑制药治疗的 IBD 患者发生淋巴瘤的危险性很低，绝大多数以人群为基础的证据表明，诊断为 IBD 与淋巴瘤的相对风险增加无关。但接受免疫抑制药（如硫唑嘌呤）治疗的 IBD 患者发生淋巴瘤的危险性明显增高。一项 Meta 分析结果表明，接受嘌呤类似物治疗的 IBD 患者淋巴瘤风险比预期高约 4 倍，且在连续多年的治疗中，风险逐渐增加。此外，停止嘌呤类似物治疗可降低淋巴瘤的风险。

❷ 器官移植后淋巴组织增生性疾病（PTLD）

器官移植后患者通常需长期服用抑制宿主抗移植物排斥反应的药物或免疫抑制药，患者在长期免疫抑制状态下极易发生以淋巴组织或浆细胞恶性克隆性增殖为特点的恶性淋巴系统肿瘤。移植后非霍奇金淋巴瘤组织病理学类型较复杂，其中以弥漫大 B 细胞淋巴瘤最为常见，约占所有患者的 1/3，结外受累增加，对常规治疗的反应较差，预后较差。肾移植患者的淋巴瘤患病风险比匹配的非移植人群高 11.8 倍，且大多数淋巴瘤是在移植后第一年后确诊的。移植后淋巴瘤的风险发生受移植器官类型的影响，肾脏或心脏移植后第一年患淋巴瘤的风险分别比普通人群高 20 倍和 120 倍。

◎ 其他免疫因素与淋巴瘤

免疫缺陷病（IDD）是一组因免疫系统发育不全或遭受损害所致免疫功能缺陷引起的疾病，临床表现为反复感染或严重感染性疾病。免疫缺陷是恶性淋巴瘤的重要原因之一，如获得性免疫缺陷综合征（AIDS）。AIDS 相关淋巴瘤多为侵袭性淋巴瘤，其组织类型为弥漫大 B 细胞淋巴瘤或伯基特淋巴瘤，并且 80% 以上在发病时已为临床Ⅳ期。因此，避免不良生活习惯，加强自身防护，预防病毒感染尤为重要。

因此，对于自身免疫性疾病患者、免疫抑制治疗患者和免疫缺陷病患者，需警惕淋巴瘤的发生。在病程中出现不明原因持续发热，无痛性淋巴结肿大或短期内体重下降，需注意并发恶性肿瘤的可能性，可疑患有淋巴瘤者应及时就医，尽早积极行组织活检、超声及 CT 等相关检查，必要时可行 PET-CT 检查，以达到早诊断、早治疗、延长患者生存期的目标。

四、预防胜于治疗：
健康生活方式对于降低淋巴瘤风险的重要性

淋巴瘤可以预防吗？淋巴瘤与生活方式有联系吗？前面我们介绍了影响淋巴瘤发生和发展的各种因素，本部分我们将为大家介绍生活方式对淋巴瘤的影响。

有关生活方式与淋巴瘤之间的关系，目前的证据还不完善。具体哪些生活方式会影响淋巴瘤的发生和发展呢？在一项欧洲癌症和营养前瞻性调查（EPIC）中，评估了一些可能与淋巴瘤具有相关性的指标，如吸烟、饮酒、饮食、体力活动和身体质量指数（BMI）因素。下文将对这些影响因素进行详细介绍和讲解。

◎ 杜绝不良习惯：烟酒茶如何取舍

烟酒茶是商场中随处可见的物品，哪些对预防淋巴瘤有益，哪些会促进淋巴瘤的发生呢？

吸烟有害健康是大家的共识，大家都知道吸烟会对呼吸道和肺部造成损伤，增加肺癌的发生风险，但你知道吗？吸烟同样会增加淋巴瘤的患病风险，且大量研究结果证明了这一点。一项来自美国的研究结果显示，淋巴瘤患者中 15.7% 的人有吸烟习惯。临床研究分析，与不吸烟者相比，吸烟者患淋巴瘤的风险增加了 1.35 倍，长期吸烟者患病风险高达 1.84 倍。吸烟不仅会损害吸烟者的健康，增加淋巴瘤的患病风险，同时还会导致非吸烟人群暴露在二手烟或三手烟环境中，同样会增加非吸烟人群患淋巴瘤的概率。

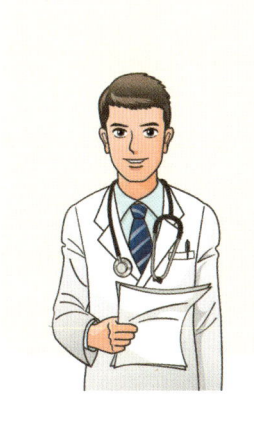

温馨提示

为了您和家人的健康，请您及时戒烟，杜绝不良习惯，越早戒烟越有益身心健康，可有效预防淋巴瘤的发生和发展，提高生活质量。

饮酒文化在我国具有几千年的历史，以酒会友在日常生活中随处可见，饮酒与淋巴瘤之间的关系目前还没有明确的定论,这可能与统计人群数量和个体差异有关。一些国外研究表明,适度饮酒(每天1杯)可以降低淋巴瘤的患病风险。相关研究也表明,酒精可维持淋巴细胞的稳定性,使其在调节机体免疫和细胞代谢中发挥积极作用。另一些研究表明,饮酒与淋巴瘤的发病不具有相关性。总体而言,饮酒与淋巴瘤的研究还存在不足,需要进一步的研究来明确两者的关系。

> **温馨提示**
>
> 过度饮酒会极大损害身体健康,对胃肠道、肝脏、神经和心血管造成损伤,酗酒会导致人体对酒精产生依赖性,使人的自控能力减弱甚至丧失,做出伤害自己或他人的行为。酒驾不仅触犯法律,还可能导致严重的交通事故,致人死亡。为了您和家人,请避免过度饮酒,杜绝酗酒和酒驾,珍爱生命和健康。

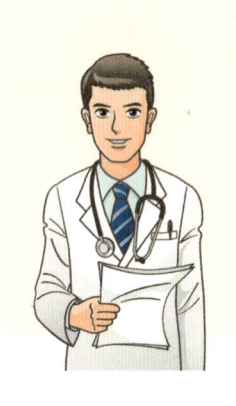

茶是生活中常见的饮料,除了具有提神作用,茶叶中的茶多酚还具有抗氧化、缓解炎症、抗衰老和保护肠道健

康的作用。大量证据表明，茶多酚具有抗肿瘤作用。一项饮茶与淋巴瘤关系的研究对比了绿茶和红茶在淋巴瘤预防中的作用，绿茶能有效降低非霍奇金淋巴瘤的发病风险，而红茶的作用并不显著，这可能与红茶制作过程损失了大量茶多酚有关。

◎ 养成良好的饮食习惯：避免"病从口入"

就像汽车需要加油，高铁需要供电一样，人体每天需要摄入大量的营养物质，为各项生命活动提供源源不断的能量。随着经济的发展和物质的极大丰富，食物供应越来越充足，日常饮食中是多多益善还是取之有度？不同营养物质与淋巴瘤的发生又有何关系？下文将解答你的疑惑。

糖类作为一种重要的营养素，是维持机体生理活动的能量源泉。部分人群喜爱甜食，每天都会摄入大量糖分。一项欧美国家的研究报告显示，糖分的摄入与淋巴瘤的发生呈正相关，饮食中控制糖分的摄入有助于预防淋巴瘤。

亚硝酸盐是世界卫生组织认定的 2A 类致癌物，是多种癌症的致病因素，亚硝酸盐与淋巴瘤间的相关性研究较少。已有研究结果表明，每日摄入的亚硝酸盐每增加 1 微克，非霍奇金淋巴瘤的患病风险就会提高26%。另一项研究也观察到亚硝酸盐增加了滤泡性淋巴瘤的发病风险。

温馨提示

在食品制作中，亚硝酸盐常被用作发色剂和防腐剂，虽然其用量会受到控制，但应尽量减少食用含有亚硝酸盐的食品。不新鲜的蔬菜中含有大量亚硝酸盐，腐烂或煮熟过夜的蔬菜应避免食用。腌肉和腌菜里面一般都含有亚硝酸盐，不可过量食用。生活中要注意区别亚硝酸盐和食盐，避免误食中毒。

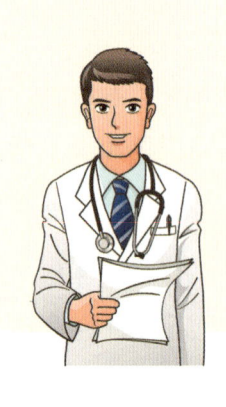

水果和蔬菜是日常饮食中重要的组成部分，大量研究表明，它们对降低非霍奇金淋巴瘤风险具有重要作用，随着摄入量的增加，患病风险降低。例如，高蔬菜摄入量人群患弥漫大B细胞淋巴瘤和滤泡性淋巴瘤的比例显著降低。一些研究阐述了其可能的作用机制，水果和蔬菜中含有大量抗氧化成分，抗氧化成分可降低活性氧含量，减少DNA氧化损伤和突变，调节细胞生存和凋亡途径，同时增强免疫反应，从而降低淋巴瘤患病风险。国外的一项研究还表明，增加α胡萝卜素、β胡萝卜素和叶黄素等类胡萝卜素的摄入，对预防非霍奇金淋巴瘤具有积极作用。

肉类在多项研究中表现出促进淋巴瘤发生和发展的作用。研究表明，肉类的高摄入显著增加了淋巴瘤的发病风险。一项研究分析表明，油炸和烤制的加工方式会增加非霍奇金淋巴瘤的发病风险，这可能与加工过程中产生的大量致癌物和诱变剂有关。另一研究结果显示，加工肉类和红肉食用量与淋巴瘤发病风险呈正相关。但有另一些研究提出了不同观点，认为肉类与淋巴瘤的发生并无相关性，这可能与统计人群数量、食用肉的种类及数量不同有关。

温馨提示

日常饮食应注意营养均衡，合理搭配。除主食外，应适量摄入肉类、蛋类和乳类等富含优质蛋白质的食物。此外，还要注意补充富含维生素的水果和蔬菜。避免食用油炸和熏烤类食物，切勿食用发霉变质的食物。

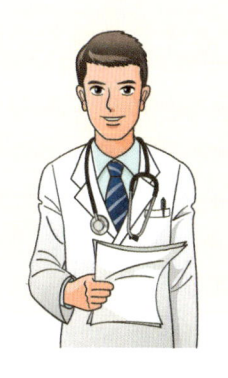

◎ 重视超重和肥胖问题：生命在于运动

超重和肥胖已成为一个全球性的健康问题。统计显示，肥胖成年人的数量从1975年的1亿（6900万女性，3100万男性）增加到2016年的6.71亿（3.9亿女性，2.81亿男性）。超重和肥胖与心血管疾病、糖尿病和多种癌症有关，其中也包括淋巴瘤。

越来越多的研究表明，肥胖与淋巴瘤之间具有密切的相关性。2019年世界癌症研究基金会（WCRF）和美国癌症研究所（AICR）的审查结论显示，身体质量指数（BMI）与弥漫大B细胞淋巴瘤、慢性淋巴细胞白血病或小淋巴细胞淋巴瘤的风险呈正相关。其中弥漫大B细胞淋巴瘤与BMI的关联最为紧密，BMI＞$30kg/m^2$的人群患病风险是BMI处于正常范围人群的2倍以上。另一项研究结果显示，BMI增高还会增加淋巴瘤患者的死亡率，BMI每增加$5kg/m^2$，非霍奇金淋巴瘤患者的死亡风险相应增加15%。由此可见，可以通过预防肥胖来预防淋巴瘤的发生。有研究显示，年轻人通过预防肥胖，可以减少23.5%的弥漫大B细胞淋巴瘤及11.1%的非霍奇金淋巴瘤的发生。

随着我国居民生活水平的普遍提高，肥胖问题愈发严重，加强体育锻炼不仅可以减少肥胖的发生，还有助于提高自身免疫力、缓解压力、调节情绪和改善睡眠。有研究表明，增加体力活动可降低淋巴瘤的发病风险，且女性群体受益更为明显。

温馨提示

BMI 计算方法为体重除以身高的平方，单位为 kg/m^2。在我国，成年人 BMI $18.5\sim23.9kg/m^2$ 为正常，BMI $24\sim27.9kg/m^2$ 为超重，BMI＞$28kg/m^2$ 为肥胖。

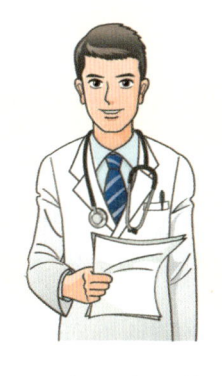

翟中和院士曾说过："我确信哪怕一个最简单的细胞，也比迄今为止设计出的任何智能电脑更精巧！"我们的身体就像一台精密的"机器"，同样需要爱护和保养，不要等到这台"机器"出现问题再去"维修"。在日常生活中，我们应摒弃不良习惯，倡导健康生活方式，以降低淋巴瘤的发病风险，预防疾病的发生。

五、定期体检，早发现：淋巴瘤早期筛查的重要性

◎ 定期体检和早癌筛查

① 定期体检

定期体检是指按照一定的时间间隔进行的全面健康检查，旨在评估个人整体健康状况，及早发现潜在的健康问题，并采取相应的预防和治疗措施。体检的间隔时间及检查的具体内容需根据个体的需求和医生的建议来确定。例如，癌症相关筛查通常针对中老年人，而非青少年；同时，男性和女性在检查项目上也存在一定的差异。体检常通过医生查体、验血和尿（实验室检查）、拍片子（影像学检查）等完成，如果这些检查出现"预警信号"则需要到医院就诊进行进一步检查。定期体检有助于及早发现疾病，从而及时进行治疗。

❷ 早癌筛查

早癌筛查体检项目中与肿瘤相关的专项检查，通常包括一些特定的检查项目，如影像学、内镜和通过血液化验看肿瘤标志物等。年龄、性别、家中有血缘关系的亲属是否得过重大疾病等信息有助于医生为大家制订个体化早癌筛查计划。早癌筛查的目标，顾名思义，就是要发现早期癌症或癌前病变，从而尽早采取治疗措施，提高癌症的治愈率和患者的生存率。

淋巴瘤是一种起源于淋巴造血系统的恶性肿瘤，虽然叫作"瘤"，但依然是"恶性"。淋巴瘤主要发生在身体有淋巴组织的部位，如颈部、锁骨上、腋窝、腹股沟、纵隔及腹腔淋巴结；也可能发生在非淋巴结的部位，如皮肤、肠胃、骨骼、颅内等。长在身体浅表部位的淋巴瘤可以通过触摸很容易摸到，而长在身体内部的淋巴瘤则需要通过B超或CT检查发现。多数患者的淋巴瘤会因浅表的"无痛性进行性淋巴结肿大"而被发现，但也有少部分患者是因为长在特殊部位的淋巴瘤破坏了周围组织造成不适前来就医的。所以，如果身体出现了各种无法解释的、持续的、明显的不适需要及时就医。

与其他癌症一样，早发现、早治疗是淋巴瘤治疗成功的关键因素。定期体检和早癌筛查可以帮助患者通过淋巴瘤的早期症状尽早发现淋巴瘤，从而提高治愈率、降低治疗难度和成本、减轻患者和家庭的负担。下面将详细介绍淋巴瘤的早期症状、筛查方法及早期筛查的重要性。

◎ 淋巴瘤的早期症状

淋巴瘤的早期症状可能不明显，也可能与其他疾病的症状相似。然而，早期发现淋巴瘤是治愈它的关键。以下是一些淋巴瘤可能出现的早期症状。

❶ 淋巴结肿大

淋巴瘤早期最明显的症状是淋巴结无痛性、进行性肿大。其中，"无痛性"指的是无疼痛感，这有助于将其与由炎症引起的良性淋巴结肿大区分开；而"进行性"则指淋巴结持续增大的过程，与之相对的是发现时有点大，但持续数月甚至数年都不会长大的淋巴结，这种不会长大的淋巴结通常是良性的。随着疾病的发展，肿大淋巴结的数量会逐渐增加，淋巴结的体积也会越来越大。当淋巴结长大到一定程度，可能会出现新的不适，这取决于肿瘤所在位置和涉及的器官。例如，颈部的淋巴结肿大可能造成呼吸困难；鼻咽部的淋巴结肿大可能造成鼻塞、流脓涕、涕中带血；扁桃体的淋巴结肿大可能引起吞咽障碍；腹部的淋巴结肿大可能引起疼痛、肠梗阻、吃不下饭；盆腔的淋巴结肿大可能引起腿肿。

❷ 结外病变

有时淋巴瘤不仅长在淋巴结上，身体的其他部位也有可能受到淋巴瘤的侵犯。例如，淋巴瘤长在鼻腔，会有鼻出血、流涕等表现；长在颅脑，会有头痛、言语障碍、视物模糊等表现；长在胃肠道，会有腹痛、出血、进食后不消化等表现；长在骨骼会有骨痛、骨折等表现；有些淋巴瘤患者可能出现皮肤的特殊表现，如皮肤瘙痒、反复皮疹等。

❸ 全身不适症状

淋巴瘤患者还可能出现全身不适症状，主要包括以下3个方面：①患者出现不明原因的发热，体温>38℃，连续3天以上。"不明原因"指的是，没有查到患者同时伴有细菌或病毒感染。②无明显诱因的体重减轻，并且6个月内体重下降达10%以上。由减肥、糖尿病等导致的体重减轻不属于淋巴瘤相关的全身症状。③盗汗，表现为出汗时间长、汗量大，尤其在夜间入睡后更为严重，常常湿透睡衣被褥，需要更换，严重影响患者的睡眠质量。需要注意的是，夏天天热或冬天暖气过热导致的出汗不属于淋巴瘤相关的全身症状。由于淋巴瘤的早期症状可能与其他疾病的症状相似，导致这些症状可能被忽视。例如，淋巴结肿大可能是由于感染或其他疾病导致的，而不一定是淋巴瘤。同样，疲劳、发热、夜间盗汗和体重下降等症状也可能是其他健康问题的表现。因此，如果您出现了这些症状，并不意味着您一定患有淋巴瘤。但是，如果这些症状持续数周或数月，或者伴随出现上文中其他表现，还请及时就医进行早期筛查以排除淋巴瘤等严重健康问题。

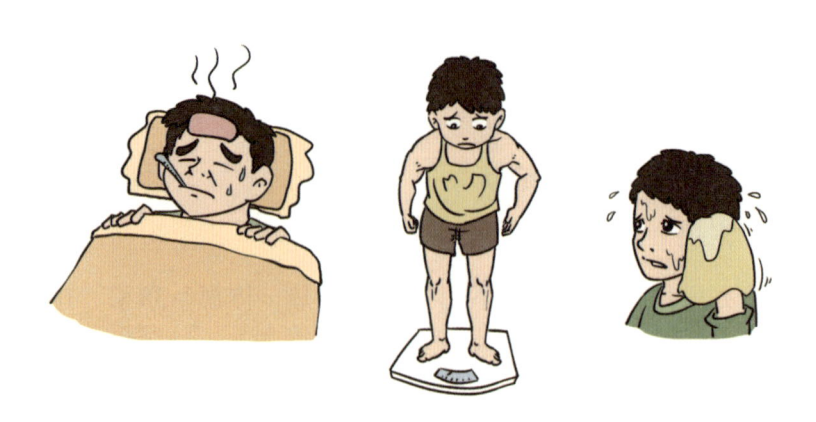

高热、体重减轻、盗汗

◎ 淋巴瘤的早期筛查方法

淋巴瘤的早期筛查方法主要包括体格检查、影像学检查、病理检查和其他辅助检查（如血常规、生化检查、感染筛查和免疫学检查）。

❶ 体格检查

体检是淋巴瘤早期筛查最常用和最简单的方式，部分内容大家也可以自查。在进行检查时，主要看体表淋巴结，如耳前、颈部、锁骨上下等淋巴结聚集部位有无肿大。淋巴瘤导致的淋巴结肿大，通常是无痛的，并且表面光滑、质韧饱满。早期淋巴瘤大小不一、孤立或散在分布，到了后期则相互融合，与皮肤粘连、固定或破溃。

❷ 影像学检查

当前常用的影像学检查主要包括 B 超、计算机断层扫描（CT）、磁共振成像（MRI）和正电子发射计算机断层扫描（PET-CT）。

（1）B 超

筛查的常用手段，优点是检查便捷、无辐射，但缺点是不同医院、不同医生对同一个病灶做出来的结果可能略有差异，而且对于肺脏、胃肠道、腹腔后方部位探查困难。

（2）计算机断层扫描（CT）

需要精确测量身体里肿物的大小、位置，以及与周围脏器关系时，CT具有优势，通常作为进一步检查时的手段。

（3）磁共振成像（MRI）

MRI是进一步检查手段之一，对关节、骨、肌肉软组织、颅脑等部位的检测要优于CT，与CT互补使用。

（4）正电子发射计算机断层扫描像（PET-CT）

PET-CT是一种结合了CT和肿瘤代谢的全面检查方法，可以准确地判断淋巴瘤的位置、大小和肿瘤活性情况。PET-CT检查对于淋巴瘤的早期诊断、分期、预后判断及后续准确的疗效判断非常有意义。

❸ 病理检查

病理检查是淋巴瘤确诊的金标准。通过完整切除或粗针穿刺对筛查出来的身体中的肿块进行活检，通过一系列专业的处理后制备成病理切片，供病理医生判断肿块性质。淋巴瘤的病理诊断十分复杂，堪称病理界的珠穆朗玛峰。及时、准确的病理诊断对淋巴瘤的治疗具有重要意义。

❹ 实验室检查

（1）血常规

大部分淋巴瘤患者的血常规检查是正常的，少部分患者可能会出现贫血、白细胞下降、血小板下降、嗜酸性粒细胞增多、淋巴细胞绝对值异常等情况。

（2）生化检查

血清乳酸脱氢酶、C 反应蛋白、$β_2$ 微球蛋白、铁蛋白水平升高均对淋巴瘤病情严重程度有所提示。

（3）感染筛查

部分淋巴瘤与感染相关，如幽门螺杆菌（HP）感染与黏膜相关淋巴组织淋巴瘤相关，如果查体发现 HP 感染应该积极的接受根除 HP 的治疗。此外，淋巴瘤患者接受抗肿瘤治疗前也需要排查可能影响治疗效果和预后的感染，如 EB 病毒（EBV）、乙型肝炎病毒（HBV）、丙型肝炎病毒（HCV）和人类免疫缺陷病毒（HIV）等。

（4）其他指标

红细胞沉降率增快提示病情活动；部分非霍奇金淋巴瘤患者可能伴随体液免疫异常，出现自身免疫性溶血性贫血、免疫性血小板减少等，少数患者有单克隆高免疫球蛋白血症。

每种方法都有其优势和局限性。例如，体格检查可以发现肿块和肿大的淋巴结，血液检查可以发现异常指标，但是两者都不能确定是否为淋巴瘤；影像学检查可以确定肿块的位置和大小，但是无法确定是否为恶性；活检后的病理诊断是淋巴瘤诊断的金标准，但是有一定的创伤性，需要有的放矢，而不是随便有点风吹草动就要取活检。总之，应根据自身症状及风险选择适宜的筛查手段，并在医生指导下进行筛查。

◎ 淋巴瘤早期筛查的重要性

定期体检可以帮助患者及时发现身体潜在的健康问题，早期筛查可以发现早期癌症或癌前病变，从而尽早采取治疗措施来提高癌症的治愈率和生存率。与其他类型的癌症相比，早期发现淋巴结肿大较为容易，这更有利于疾病的早发现、早治疗，进而获得更好的治疗效果。生活中，我们可以进行淋巴结自查和定期的全面体检。当发现淋巴结肿大时不要慌，及时就医寻求帮助，医生会给出最专业的建议。

第2章

淋巴瘤之

大浪淘沙

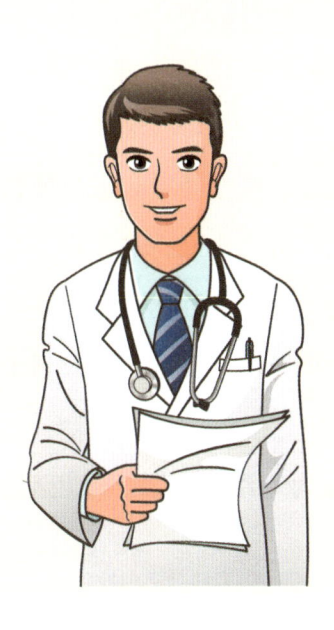

一、探索淋巴系统：构成、分布和功能

淋巴系统是脉管系统的组成部分，由淋巴器官、淋巴组织、淋巴管构成，淋巴管内流动的无色透明的液体为淋巴液。淋巴系统的主要功能为维持体液平衡、免疫防御、排泄废物等。

淋巴器官又称免疫器官，通常分为中枢淋巴器官（初级淋巴器官）和外周淋巴器官（次级淋巴器官）。中枢淋巴器官包括骨髓、胸腺；外周淋巴器官包括脾脏、淋巴结。

淋巴组织即免疫组织，其广泛分布于机体各个部位。黏膜相关淋巴组织（MALT）是指消化道、呼吸道、泌尿生殖道等黏膜下的大量弥散的淋巴组织和淋巴小结，在黏膜抵御微生物侵袭机体上发挥着重要的作用。此外，皮肤免疫系统在抵御微生物经皮肤入侵、发挥局部免疫方面也起到重要的作用。

淋巴管根据结构不同，又分为毛细淋巴管、淋巴管、淋巴干、淋巴导管。

免疫细胞是免疫系统的功能单元。免疫细胞可分为固有免疫细胞和特异性免疫细胞。NKT细胞、γδT细胞、B1细胞等淋巴细胞属于固有免疫细胞；而T淋巴细胞和B淋巴细胞属于特异性免疫细胞。

◎ 淋巴器官

❶ 中枢淋巴器官

中枢淋巴器官是免疫细胞特别是淋巴细胞分化发育的场所，在中枢免疫器官内发育成熟的淋巴细胞迁移到外周免疫组织内，行使免疫功能。中枢淋巴器官包括骨髓和胸腺。

（1）骨髓

骨髓位于骨髓腔中，分为红骨髓和黄骨髓，红骨髓具有活跃的造血功能。骨髓是造血器官，是各种血细胞（包括免疫细胞）的发源地，其含有多能造血干细胞（HSC）；也是B细胞分化、发育和成熟的场所。我们常说的"骨髓移植"就是将正常供体或自体的造血干祖细胞注入患者体内，使患者重建正常的造血及免疫功能。骨髓基质细胞及其分泌的细胞因子，是造血干细胞增殖、分化、发育和成熟的环境，即造血诱导微环境。

概括来讲，骨髓的功能包括：①各类血细胞和免疫细胞发生的场所；②B细胞和NK细胞分化成熟的场所；③体液免疫应答发生的场所，再次体液免疫后产生抗体的主要部位。

（2）胸腺

胸腺位于胸腔纵隔上部、胸骨后方，分为左右两叶。胸腺在胚胎20周发育成熟，其体积在青春期达高峰，老年人的胸腺被脂肪组织取代、功能衰退。

胸腺分为皮质区和髓质区，皮质-髓质交界处富含血管，祖T细胞由此处进入胸腺，然后迁移到皮质（其中85%~90%为未成熟的T细胞），之后再向髓质迁移。在迁移过程中，祖T细胞增殖、分化，最终成为成熟T细胞。

胸腺发育障碍会导致缺乏功能性T细胞，动物实验中常用的裸鼠就是因胸腺上皮细胞发育障碍致使胸腺发育不全或缺失，外周淋巴组织和器官中缺乏T细胞。人类若胸腺上皮细胞缺失可导致DiGeorge综合征，患儿先天性胸腺发育不全，缺乏T细胞，易反复感染，甚至死亡。

概括来讲，胸腺的功能包括：①T细胞分化、发育、成熟的场所；②参与免疫调节；③参与自身免疫耐受的建立和维持。

❷ 外周淋巴器官

外周淋巴器官是成熟淋巴细胞（T细胞、B细胞）定居的场所，也是淋巴细胞对外来抗原产生免疫应答的主要部位。外周淋巴器官包括脾脏、淋巴结。

（1）脾

脾是人体最大的外周免疫器官。其结构包括白髓和红髓，两者的交界处称为边缘区。脾边缘区内有一类功能特殊的B细胞，称为边缘区B细胞（MZB）。

脾是淋巴细胞的定居地，其中B细胞占脾淋巴细胞总数的60%，T细胞占40%。此外，脾负责对血源抗原产生免疫应答。脾还是血小板、红细胞和粒细胞的储藏器官。衰老的血小板和红细胞在脾红髓中得到处理与清除，称为血液过滤作用。

概括来讲，脾的功能包括：①B淋巴细胞的主要定居场所；②对血源性抗原产生免疫应答的场所；③发挥过滤作用；④合成生物活性物质（如补体、细胞因子等）。

（2）淋巴结

人体有500～600个淋巴结，沿淋巴管道遍布全身，成群分布于浅表的颈部、腋窝、腹股沟或深部的纵隔和腹腔内。淋巴结内T细胞约占75%，B细胞约占25%。淋巴液经输入淋巴管注入淋巴结，经门部的输出淋巴管流出淋巴结。

淋巴结也分为皮质和髓质两部分，皮质区又分为浅皮质区和深皮质区，深皮质区主要由 T 细胞（80% 为 $CD4^+T$ 细胞）组成，又称胸腺依赖区。浅皮质区是 B 细胞定居部位，又称非胸腺依赖区。

概括来讲，淋巴结的功能包括：① T 淋巴细胞的主要定居场所；②淋巴细胞接受抗原刺激、发生适应性免疫应答的场所；③发挥过滤作用，是淋巴液的"过滤器"；④参与淋巴细胞再循环。

◎ 淋巴组织

黏膜免疫系统：黏膜免疫系统也称为黏膜相关淋巴组织，由呼吸道、消化道、泌尿生殖道的黏膜上皮中的淋巴细胞、黏膜固有层中非被膜化的弥散淋巴组织，以及扁桃体、肠道的派尔集合淋巴结（Peyer patch）和阑尾等被膜化的淋巴组织所组成。该系统针对经黏膜表面入侵机体的病原微生物产生免疫应答，在局部免疫中发挥重要作用。近年来，黏膜免疫越来越受到重视，已成为目前免疫学研究的热点内容之一。

◎ 淋巴细胞

❶ 特异性淋巴细胞

T 细胞和 B 细胞负责识别和应答特异性抗原。

B 细胞在骨髓中发育成熟，成熟 B 细胞主要定居在淋巴滤泡内。B 细胞的主要功能是产生抗体介导体液免疫应答，还可提呈可溶性抗原，产生细胞因子参与免疫调节。B 细胞表面有众多的膜分子，它们在 B 细胞识别抗原、活化、增殖，以及抗体产生等过程中发挥作用。B 细胞表面最重要的分子是 BCR 复合物。其他的表面分子，如 CD20 表达于除浆细胞外的各发育阶段的 B 细胞，调控 B 细胞的增殖和分化，是 B 细胞淋巴瘤治疗性单抗识别的靶分子。

按照不同的分类方法，B 细胞可分为多个亚群，包括：①根据所处的活化阶段分为初始 B 细胞、记忆 B 细胞、效应 B 细胞；②根据是否发挥固有免疫或适应性免疫功能分为 B1 细胞、B2 细胞；③根据 BCR 类型分为表达 IgM、IgD、IgG、IgA 和 IgE 的 B 细胞亚群。

T 淋巴细胞在胸腺中发育为成熟 T 细胞，成熟 T 细胞定居于外周免疫器官的胸腺依赖区，接受抗原刺激发生免疫应答。T 细胞既参与细胞免疫也参与体液免疫，T 细胞在适应性免疫应答中占据核心地位。T 细胞缺陷可导致对多种病原微生物，甚至条件致病菌（如白色念珠菌、卡氏肺孢菌）的抵抗力降低、抗肿瘤效应减弱。T 细胞表面也具有多种表面标志物，其中 TCR-CD3 复合物为 T 细胞的特有标志。

按照不同的分类方法，T 细胞可分为若干亚群，包括：①根据所处的活化阶段分为初始 T 细胞、效应 T 细胞、记忆 T 细胞；②根据 TCR 类型分为 αβT 细胞（通常称为 T 细胞，占脾脏、淋巴结和循环 T 细胞的 95% 以上）、γδT 细胞；③根据 CD 分子分亚群分为 $CD4^+$T 细胞和 $CD8^+$T 细胞；④根据功能特征分亚群分为辅助 T 细胞（Th）、细胞毒性 T 细胞（CTL）、调节性 T 细胞（Treg）。

❷ 自然杀伤（NK）细胞

NK 细胞属于固有免疫细胞，是抗感染和抗肿瘤免疫的第一道天然防线。NK 细胞来源于骨髓，既不表达 TCR，也不表达 BCR。NK 细胞杀伤靶细胞没有 MHC 限制性，以"丢失自我"识别模式识别病毒感染的靶细胞和突变细胞（肿瘤细胞）。NK 细胞表面抑制性受体可识别正常体细胞表面 MHC Ⅰ类分子，抑制其细胞毒活性，所以 NK 细胞对正常体细胞无杀伤效应。但当体细胞被病毒感染或发生基因突变时，其细胞表面的 MHC Ⅰ类分子表达下调或缺失，细胞毒抑制效应消失，NK细胞启动杀伤靶细胞的效应。

总结来讲，淋巴系统是机体执行免疫功能的物质基础，其分布遍及全身。淋巴系统能否发挥其正常功能，与机体免疫状态及疾病的发生发展密切相关。

二、识别淋巴结异常变化：掌握可能的症状和体征

◎ 淋巴结功能

人体内存在由淋巴管和淋巴结组成的网络，淋巴管中流淌着淋巴液，淋巴液可以将毛细血管中的氧和营养物质输送进入组织细胞，再将产生的废物带走。淋巴液经由淋巴管进入全身各处淋巴结，由淋巴结对其进行过滤并清除异物。淋巴结内的 T 细胞和 B 细胞，参与机体免疫反应，可以攻击和杀伤淋巴液中携带的病原体，从而抵抗外部感染，是阻止局部病变蔓延的防御屏障，因此淋巴结是机体最重要的免疫器官之一。

◎ 淋巴结特征

人体的淋巴结呈卵圆形或蚕豆形，直径 2～10mm，大

小不等，表面光滑、柔软，不与周围组织粘连，亦无压痛。全身淋巴结数量为500～600个，常呈链状、组群状分布，通常不易触及，只有分布表浅的淋巴结如颈部、腋下、腹股沟等处偶尔可被触及。淋巴结多位于身体屈侧活动较多的部位，内脏附近的淋巴结多沿血管排列。

◎ 淋巴结肿大常见疾病

当机体受到致病因素侵袭时，淋巴结内的淋巴细胞会产生相应的抗体和细胞因子，从而杀伤致病因子。这个过程会导致淋巴结内的淋巴细胞和组织细胞反应性增生，致使淋巴结肿大。淋巴结肿大非常多见，可见于任何年龄段人群，可由多种原因引起，按性质可大致分为两类。

❶ 良性肿大

良性肿大最常见的病因是特定引流部位受到细菌或病毒等病原体感染，如下颌淋巴结肿大可能由扁桃体炎、牙周炎等口腔内炎性病变导致；健康人的腹股沟淋巴结有时会因下肢的慢性损伤而被触及，感染或性传播疾病等亦可能造成腹股沟淋巴结肿大。此类型的淋巴结常为局限性肿大，伴有疼痛及压痛，质地柔软、活动性好，且多有明显的感染灶，经抗感染治疗后可好转。淋巴结结核也可导致淋巴结肿大，最常见的发病部位是颈部淋巴结，这类疾病起病缓慢，严重时可伴有破溃，患者常伴有低热、盗汗、消瘦等全身症状，结核病史可能有助于诊断。此外，全身性淋巴结肿大也可见于自身免疫性疾病、特殊病原体感染等疾病中，自身免疫病的患者可伴有多系统受累表现，如关节、皮肤、呼吸道等病变；HIV感染者在急性期可出现无痛性淋巴结肿大；一些药物导致的血清病可表现为全身淋巴结肿大，伴有发热、皮疹、关节痛等症状。因此，感染史、自身免疫病史、用药史等是鉴别诊断的重要因素，不可忽略。

❷ 恶性肿大

恶性肿大包括淋巴瘤、白血病、实体肿瘤淋巴结转移等，这类疾病均可有淋巴结肿大的表现。如肺癌和胃癌易发生锁骨上淋巴结肿大，乳腺癌易发生腋窝淋巴结肿大。恶性肿大的淋巴结常为无痛性、进行性肿大，质硬、不易推动，可融合成大包块，严重者产生局部破溃，临床表现上会呈现恶性经过。对于既往存在恶性肿瘤病史的患者，发现淋巴结进行性肿大，需首先怀疑为原发肿瘤的淋巴结转移；没有肿瘤病史者，则需结合全身检查进行鉴别诊断，最终要依靠病理检查才能明确。

◎ 淋巴瘤常见症状体征

淋巴细胞发生恶变即为淋巴瘤。淋巴细胞广泛存在于身体各处，除存在于胸腺、骨髓、扁桃体、脾、淋巴结等淋巴器官，还存在于各其他组织器官中，因此淋巴瘤的表现多种多样。

淋巴瘤最典型的表现是表浅部位的淋巴结进行性、无痛性肿大，不与皮肤粘连，表面光滑、质地较韧，触之如鼻尖或乒乓球的硬度。早期可活动、互相不融合，晚期则可融合成大包块。最常见的发生部位是颈部、锁骨上淋巴结；其次是腋窝、腹股沟淋巴结。胸腔、腹盆腔淋巴结肿大则不易被发现，起病常隐匿，肿块长大产生相应症状后才会引起重视。

淋巴结进行性肿大可对周围的组织器官产生压迫，从而引起相应症状，如压迫神经，可引起疼痛。此外，纵隔淋巴结肿大可导致咳嗽、声音嘶哑、胸闷气短，如压迫上腔静脉则会导致颜面部及上肢水肿、胸壁静脉曲张，部分患者可能出现胸腔积液；腹膜后淋巴结肿大可压迫输尿管，导致肾盂积水；腹腔淋巴结压迫胃肠道、胆管等，可引起肠梗阻、黄疸，并导致腹痛、腹胀等症状；硬膜外肿块可导致脊髓压迫症。

除了淋巴结肿大外,淋巴瘤还常常会合并一些全身症状,如不明原因的长期发热或周期性发热、盗汗、乏力、消瘦、食欲减退、贫血,部分患者还有皮疹、皮肤瘙痒等症状。尽管有部分患者经抗感染治疗后,发热和淋巴结肿大会好转,但病情仍会反复发作,总体呈进展趋势。

除毛发和指甲外,淋巴瘤可侵犯全身各处。若淋巴瘤侵犯各系统和器官,则会出现相应的器官受损、压迫或梗阻等表现。咽淋巴环部位的淋巴瘤常累及软腭和扁桃体,可表现为呼吸、吞咽困难、咽痛、咽部异物感等;侵犯鼻咽部则可有鼻塞、流涕、鼻出血等表现;侵犯脾脏可有脾肿大,侵犯肝脏可有肝大、黄疸、肝区疼痛等;胃肠道淋巴瘤可表现为胃癌、肠癌,有腹痛、呕吐、停止排气排便等肠梗阻表现,还有呕血、黑粪,甚至鲜血便等消化道出血表现,以及胃肠道溃疡、穿孔等产生的症状;累及肾脏可表现为肾肿大、高血压、肌酐及尿素氮升高等,也有合并肾病综合征的报道;累及皮肤的淋巴瘤常需与各类良性皮肤病,如湿疹、皮炎、银屑病等相鉴别,也可有皮下结节、浸润性斑块、溃疡等特异性损害;骨骼受侵以胸腰椎最常见,其次为股骨、肋骨、骨盆及头颅骨,可表现为骨痛、病理性骨折,若侵犯脊柱则易导致肢体感觉运动障碍,严重者可导致瘫痪;骨髓受累者可表现为血象异常,包括贫血、白细胞减少、血小板减少、异常淋巴细胞浸润等；中枢神经系统淋巴瘤表现则更为多样，根据受累部位及受累程度的不同而不同，可仅表现为性格改变、反应迟钝等，也可有头痛、恶心、呕吐等颅高压的症状，甚至还可能出现癫痫、意识障碍、言语障碍等改变。

由此可见，淋巴瘤的表现多种多样，浅表淋巴结的肿大最常见也最易引起人们重视，但如前所述，淋巴结肿大

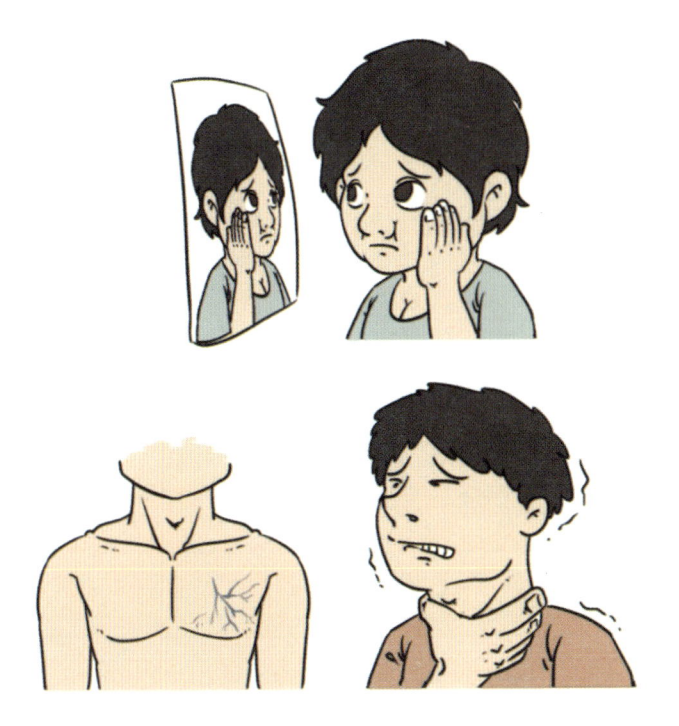

淋巴瘤致胸腔内淋巴结肿大，可压迫上腔静脉，导致颜面水肿、胸壁静脉曲张、呼吸困难

病因众多,发现肿大的淋巴结也需结合病史、查体、各项化验检查及用药情况等多方面手段来鉴别,因此不必要为偶然发现的肿大淋巴结而过分担心,但如果淋巴结肿大是无痛性、进行性的,尤其合并发热、消瘦等全身症状,抗炎治疗效果不佳时,往往是身体发出的警告信号,这时需要及时到医院就诊。深部病灶不易被发现,患者常因出现严重症状才去就诊,所以定期体检可能有助于发现早期病灶。若确诊时分期较晚,也不必感到过分懊恼或后悔,因为分期只是淋巴瘤众多预后影响因素之一,保持积极心态、配合治疗更有利于康复。

三、不明原因的淋巴结肿大：必要的检查和诊断流程

通过前面的介绍我们知道淋巴结是机体清除病原体和异物、产生淋巴细胞和抗体的重要器官，可以说淋巴结是机体重要的健康卫士。正常情况下，人体浅表淋巴结很小，直径一般在 0.5cm 以内，表面光滑，没有压痛，与周围组织也没有粘连。如果出现淋巴结肿大，那可能是人体受到一些攻击导致淋巴结发生了一系列的反应。这个时候就需要具体明确到底是什么原因导致的淋巴结肿大。在门诊时经常会有患者来咨询：医生，我脖子上有个包，您看是不是淋巴结肿了？我是不是得肿瘤了呀？每当这个时候，我们都会安慰患者不要过分担心，因为能引起淋巴结肿大的原因有很多种，不是淋巴结肿大了就是得了肿瘤。下面咱们来说一下引起淋巴结肿大的常见原因，以及咱们需要做的检查和诊断流程。

◎ 引起淋巴结肿大的原因

1 感染

人体在受到外来病原体侵犯出现感染的时候，淋巴结作为防御系统会发挥其免疫能力，与病原微生物对抗，从而可能出现一定程度上的淋巴结肿大。感染所引起的淋巴结通常会有红肿、摸起来有触痛，但这种肿大的淋巴结通常比较软，表面光滑，跟周围组织常没有明显的粘连。而且肿大的淋巴结通常位于感染部位的附近，医学专业称引流淋巴结，简单可以理解为感染部位附近的淋巴结，如出现了上呼吸道感染、牙龈炎，可能会出现颈部、下颌的淋巴结肿大；腿部、会阴区受外伤感染了，可能会出现腹股沟淋巴结的肿大。这种淋巴结肿大只是暂时的，待感染控制之后，淋巴结也会逐渐缩小。

导致淋巴结肿大还有一种特殊病原体的感染：结核。淋巴结结核是由结核分枝杆菌导致的慢性淋巴结炎，广义上来说，也属于感染的一种。虽然现在社会卫生条件较过去有明显改善，结核的患病率也较过去明显降低，但仍有结核患病人群，通常在儿童及免疫力低下的老年人中较为常见。仔细询问病史的话，可能会问到结核接触史，患者可能会有午后低热、盗汗、消瘦的症状。肿大的淋巴结可见于颈部、锁骨上，也可见于腋窝、腹股沟，以及不能触及的胸腔、腹腔。这种淋巴结质地中等偏软，急性期多有压痛，慢性期质地偏硬。对结核的诊断可以从结核接触史，以及上面提到的午后低热、盗汗的症状来初步判断。当然，有相当一部分人群并没有明确的接触史或典型的结核表现，那么可以行结核菌素试验（简称 PPD 试验）和结核感染 T 淋巴细胞斑点试验（简称 T-SPOT.TB 试验），若两者均提示阳性那么就需要考虑是否感染了结核。如果能在淋巴结组织标本中找到结核分枝杆菌，那即验证了结核的诊断。

温馨提示

PPD 试验：通过皮内注射结核菌素，并根据注射部位的皮肤状况诊断结核分枝杆菌感染所致超敏反应的皮内试验。

T-SPOT.TB 试验：一种 γ 干扰素释放分析，采用酶联免疫斑点法定量检测患者血液或体液标本中结核效应 T 细胞数，根据阳性细胞数来判断患者结核分枝杆菌的感染状态。

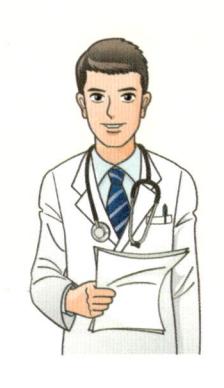

② 非感染性炎症

除了感染性的炎症，机体也会有非感染性的炎症，如一些自身免疫性疾病，像系统性红斑狼疮、干燥综合征等，这类疾病引起的淋巴结肿大主要跟机体的自身免疫反应状态有关系，淋巴系统无论敌我都会发动攻击，从而导致淋巴结肿大。由于自身免疫性疾病是长期慢性疾病，所以引起的淋巴结肿大可能短时间内难以消除。

③ 恶性肿瘤

恶性肿瘤引起的淋巴结肿大是大家最为担心的。我们知道，恶性肿瘤经常会出现淋巴结转移，如肺癌常转移到锁骨上淋巴结，乳腺癌可转移到腋窝淋巴结。淋巴瘤最常见的症状就是淋巴结肿大，根据淋巴瘤的不同分期表现为不同部位的淋巴结肿大。随着恶性肿瘤的发病率逐年升高，因肿瘤引起的淋巴结肿大也被格外重视，这也是为什么越来越多的人发现自己淋巴结肿大就开始担心自己是不是得了肿瘤的原因。然而，从肿瘤早诊断的层面讲，这种担心未必不是一件好事，因为可以促使大家尽早就诊以明确病情。

◎ 判断肿大淋巴结性质

上面介绍了引起淋巴结肿大的常见原因，那么发现淋巴结肿大后，如何进一步明确肿大淋巴结的性质呢？我们可以从以下几个方面来着手。

❶ 病史

结合上文的介绍，我们可以分别对照自己目前合并的症状来寻找引起淋巴结肿大的蛛丝马迹。如果发现自己淋巴结肿大，先想一下自己最近是不是有"牙疼上火""伤风感冒"的病史，或者是自己以前有没有得过自身免疫性疾病，像系统性红斑狼疮、干燥综合征等，如果有过这些病史，可以在就诊时告知医生以协助诊治。如果没有以上病史，尤其进行"抗炎"治疗后肿大的淋巴结还是不消失，且持续的时间比较久，那么就需要提高警惕，及时去医院就诊进行进一步明确。

❷ 淋巴结"手感"

有关淋巴结的"手感"信息主要通过对淋巴结进行体格检查来获得。虽然大家不是专业医学人员，但也可以自行触摸简单评估有无淋巴结肿大，具体方法是：将食指、中指、无名指并拢，指腹平放于被检查部位，在被检查部位的皮肤上多个方向滑行触摸。如果能摸到肿大的淋巴结，接下来就要注意淋巴结的大小、是否有触痛、边缘是否清晰、与周围组织是否有粘连等。通常来讲，良性疾病引起的淋巴结肿大可有触痛，边缘通常是清晰的，与周围组织也没有明显的粘连；而恶性肿瘤引起的淋巴结肿大一般没有触痛，质地通常较硬，有时也表现为质韧的橡皮样感觉，界限常不太清楚，可与周围组织发生粘连。这种自测的方法比较简单，仅需自己或在亲朋好友的帮助下便可进行。但最终还是需要依靠专业医生的判断，不要自己轻易下结论。

❸ 影像学检查

（1）超声

对于淋巴结肿大，最简单也最常用的影像学检查就是超声检查。超声简单易行，且没有辐射，对淋巴结观察最为方便。超声观察时，可以通过肿大淋巴结的形态、结构、血流等方面来辅助判定良恶性。

（2）CT/MRI

除超声外，还可以借助CT/MRI检查（CT应用较多）来帮助诊断。虽然没有超声这么简便易行，但对于超声不容易检查的部位，如胸腔内的淋巴结，可以很好地观察。而且，相当一部分肿瘤（如肺癌）往往就是在不经意做CT时发现的。

（3）PET-CT/PET-MRI

PET-CT的全称是正电子发射计算机断层扫描。它的原理是先将放射性显像剂静脉注射到人体内，由于肿瘤细胞代谢活跃，摄取显像剂能力为正常细胞的2～10倍，所以可以形成图像上明显的"光点"，由此帮助医生发现异常病灶。但该项检查价格较贵，且对肿瘤的特异性并不是100%，很多炎性疾病也会因代谢活跃而出现明显的"光点"。所以在临床上，一般不以PET-CT作为诊断疾病的方法，而是主要将其应用于肿瘤的分期和治疗后的疗效评价等方面。PET-MRI与PET-CT原理相似，也有相似的优缺点，且PET-MRI目前临床上应用相对较少，这里就不详细讲述了。

（4）病理组织学检查

以上说的一些检查，都是用于辅助鉴别淋巴结的良恶性的。真正判定肿大淋巴结良恶性的金标准，还得是组织病理学检查。通俗地讲，影像学检查就像照镜子或看影子，通过镜子中的影像或影子来推测这个影像可能是什么，所以难免会被说是"雾里看花"，有时真假难辨。而病理组织学检查则是把这个异常的淋巴结整个或一部分取出来，拿到显微镜下看到底是什么来历。实在看不明白的，就给它染色（免疫组织化学检测）或加做基因检测等帮助鉴别。病理学检查不光能看出这个淋巴结到底是良恶性的，如果是恶性的，还可以分出它到底是从哪来的恶性，如它是淋巴瘤还是肺癌、乳腺癌等肿瘤转移形成的呢？病理组织学检查无疑给我们的临床诊断起到了一锤定音的效果。

综上所述，淋巴结是我们人体的"报警装置"，当出现淋巴结肿大时，我们不能掉以轻心，最好去医院进一步就诊明确其性质。当然，也不需要过分恐慌，毕竟恶性的概率还是比良性的要低很多。希望通过以上的介绍，能够帮助大家对淋巴结肿大的原因有个基础的认识，以指导大家更好地接受治疗。

四、发现淋巴结问题的"眼睛"：超声检查在淋巴结评估中的作用

超声检查是一种广泛应用于医学领域的影像学技术。它使用高频声波穿透人体组织，利用声波在组织中的反射、透射、折射与散射等现象获取人体组织的解剖及生理学特征，以生成图像。

在淋巴结的评估中，超声检查有着重要的作用。临床医师触诊检查浅表肿大淋巴结的敏感性为45%～78%，而位于肌层深处甚至腹腔、盆腔的肿大淋巴结，更是需要通过影像学检查才能发现。超声检查因其无创、无辐射、实时性强等优点成为淋巴结评估的首选检查。下面我们将从基础知识到具体应用帮助您深入了解这方面的内容。

◎ **超声检查的成像原理**

频率超过20 000Hz的声波称为超声波，超声检查是如

何利用这样看不见、听不到的波来得到清晰图像的呢？

超声仪主要包含换能器（检查探头）、数字扫描转换器、显示终端设备（屏幕）三个重要部件。其中换能器由压电材料组成，能够实现电能－机械能的双向转换。先通过电能使压电材料发生振动，从而产生超声波，超声波进入人体后在各层组织表面发生反射、透射、折射、散射等现象，回波产生的机械能又作用于压电材料，使其电场发生变化，产生相应的电能，在连接数字扫描转换器的输出端生成电信号。数字扫描转换器将电信号转换为数字图像信号，并进行优化，最终在显示终端设备上呈现清晰图像。

◎ 超声检查对淋巴结的影像学诊断

超声可以直观显示淋巴结的大小、形态、边界、内部结构、血流分布、软硬程度等特征，帮助我们区分正常和异常淋巴结，并对不同性质的异常淋巴结进行初步鉴别诊断。

正常淋巴结的超声图像通常有以下特征：椭圆形，边界清晰，长径5～20mm，皮质呈菲薄低回声且分布均匀，髓质因含有脂肪成分，回声稍强，血流分布呈典型的门样特征（沿淋巴门分布）或不能探及明显的血流信号。

而淋巴瘤的淋巴结体积增大（以短径增大为著），通常表现为近圆形或圆形（长径/短径＜1.5～2），回声减低，可呈近无回声，皮质增厚，髓质和淋巴门结构可消失，血流极为丰富，分布以门型或门型伴周边分布的混合型为主，多发的肿大淋巴结可呈融合状。

温馨提示

问：超声检查提示淋巴结肿大，一定是得了淋巴瘤吗？

答：淋巴结肿大还可见于感染、转移癌等疾病。

- 反应增生性淋巴结：临床中最为常见，是机体的免疫反应所致，如感染、过敏等，按压偶可及触痛，是一种良性病变。鉴别要点：皮质弥漫性均匀增厚，皮、髓质结构清晰，血流分布以门样为主，超声随访可见缩小、消退。

- 淋巴结转移癌：其他肿瘤的淋巴结转移，患者可有肿瘤病史或肿瘤标志物升高。鉴别要点：淋巴结皮质呈向心性增厚，可侵袭髓质致其形态不规则或消失，其内可散在多发点状强回声（微小钙化）或无回声区（坏死），血流分布紊乱，以周边为主。

- 淋巴结结核：结核分枝杆菌感染引发的细菌性淋巴结炎，可原发于淋巴结，也可继发于其他脏器的结核感染。鉴别要点：淋巴结内可见不规则粗大钙化和（或）无回声坏死区。

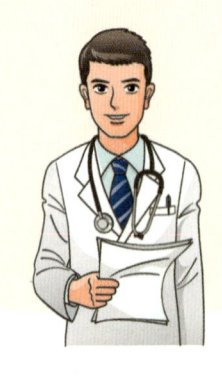

除超声检查外，一些患者还需要进行生化检查、其他影像学检查、临床随访、穿刺活检才能明确诊断。

◎ 超声引导下淋巴结穿刺活检

除影像学诊断外，超声还可以引导淋巴结穿刺活检，取得组织或细胞标本，帮助患者进一步行病理学检查，获取最终诊断。

❶ 穿刺适应证

临床体格检查或影像学检查发现有异常淋巴结，但诊断不明或需要病理诊断确定治疗方案或分期者。

❷ 穿刺前准备

完善血常规、凝血功能、感染筛查、超声检查等，腹盆腔淋巴结穿刺需要空腹 8h 以上。患者穿刺当天穿着舒适好穿脱的衣服，避免佩戴首饰，穿刺部位避免使用化妆品、护肤品及香水，穿刺前 7 天停用抗凝药（具体遵临床医嘱）。

❸ 穿刺流程

①穿刺前谈话。医生向患者说明穿刺目的、穿刺部位、大概流程、穿刺风险及并发症，使患者知情并取得患者同意签字后方可进行穿刺。②医护核对患者身份信息、穿刺申请单部位，审查各项检查结果，明确有无穿刺禁忌证，对穿刺风险进行评估。③医护引导患者摆好穿刺体位。④对穿刺部位消毒后，用包裹一次性无菌套的探头对穿刺部位进行扫查，确定目标淋巴结及穿刺路径，根据淋巴结大小、位置、周围有无大血管选择穿刺方法及设备。⑤在确定的穿刺进针点为患者进行局部麻醉。⑥超声监视下进

针，取得组织条或细胞，一般取材2～3次，以保证有足够的标本进行病理学检查。⑦出针后压迫止血，盖上敷料。⑧向患者说明穿刺后注意事项。

4 穿刺后护理

根据医生要求留观2～4h，无明显不适后再离开医院，如回家后发生出血不止、局部肿胀明显、腹痛、头晕等不适，应迅速前往附近急诊就医以排除出血等并发症。

穿刺后应休息48h，不要剧烈活动或乘坐高铁、飞机等长途交通工具，颈部淋巴结穿刺患者避免剧烈咳嗽，腹盆腔淋巴结穿刺患者短期内应避免便秘，以防排便时腹压增加导致穿刺部位出血。

穿刺伤口需遮盖72h，避免沾水或其他污物。

有基础病、年老、体弱者，请照顾者在穿刺后监测患者血压、血糖、呼吸、心率等情况，出现异常时及时就医。

◎ 超声检查应用于淋巴结评估的新进展

近年来，随着超声检查设备与临床科研的发展，越来越多的新技术（如弹性成像）被应用于淋巴结评估中，可以评估淋巴结的软硬程度，为鉴别诊断提供更多依据；相较于彩色多普勒技术，超声造影技术可以更加精密、直观地反映淋巴结内血供分布情况，并且能够进行定量分析，为淋巴结评估提供更精细的诊断参数。各种成像技术的联合应用，实现了淋巴结的多模态超声评估，使检查准确度大大提升。

五、两种不同的肿瘤 淋巴瘤与淋巴结转移癌

我们日常能够发现的淋巴结肿大多数处于浅表部位，如颈部、腋窝、腹股沟等。淋巴结作为护卫战士的站点，其肿大病因繁杂，涉及从急慢性、特异、非特异性炎症、反应性增生到淋巴瘤及转移癌等各种病变类型。尽管恶性肿瘤发病率逐年上升，但绝大多数浅表淋巴结肿大仍为良性。而当淋巴结进行性增大，没有明显的疼痛，摸起来像鼻尖或额头的触感时，应引起足够的重视，需要及时就医。常见导致淋巴结肿大的两种恶性疾病是淋巴瘤和淋巴结转移癌，常常被混淆。

◎ 不同之处

❶ 流行病学

（1）发病率方面

与胃肠、肺、乳腺等恶性肿瘤相比，淋巴瘤是相对少见的恶性肿瘤。虽然在全球各个国家和地区的发病率并不一致，但通常为（2～5）/10万，在全部恶性肿瘤的发病率排位中排在第8～10位。

（2）发病年龄

根据组织病理学改变的不同，淋巴瘤可分为霍奇金淋巴瘤和非霍奇金淋巴瘤两大类。霍奇金淋巴瘤发病有两个高峰，20岁左右和55岁以上，非霍奇金淋巴瘤好发于60岁以上的中老年人。而淋巴结转移癌多发于高龄患者，但近年来有年轻化趋势。

❷ 临床表现

淋巴细胞既可以在其"诞生地"（胸腺、骨髓）发生恶变，也可以在其战斗的岗位上（淋巴结、脾、扁桃体及全身其他组织和器官的淋巴组织）发生恶变，其临床表现是复杂多样的，用"千变万化"来形容毫不夸张。

淋巴瘤最典型的表现是浅表部位的淋巴结没有疼痛、进行性肿大，表面光滑，质地较韧，触之如乒乓球感，或者硬如鼻尖。颈部和锁骨上淋巴结肿大最常见，腋窝、腹股沟淋巴结次之。也有患者以深部的淋巴结肿大为主要表现，如纵隔、腹腔、盆腔淋巴结肿大，起病较隐匿，发现时淋巴结肿大往往已比较明显。

进行性肿大的淋巴结可能对周围的组织器官造成影响或压迫，并引起相应的症状。例如，纵隔巨大淋巴结可压迫上腔静脉（血液回流到心脏的大血管），导致血液回流障碍，表现为面颈部肿胀、胸闷、胸痛、呼吸困难等；盆腔和腹腔巨大淋巴结可压迫胃肠道、输尿管或胆管等，造成肠梗阻、肾盂积水或黄疸，并引起腹痛、腹胀。

淋巴瘤也可以累及淋巴系统以外的器官，表现为相应器官的受侵、破坏、压迫或梗阻。例如，胃肠道淋巴瘤的表现如同胃癌和肠癌，可出现腹痛、胃肠道溃疡、出血、梗阻、压迫等症状；皮肤淋巴瘤常被误诊为银屑病、湿疹、皮炎等；侵及颅脑，可能出现头痛、视物模糊、言语障碍、意识不清、性格改变、部分躯体和肢体的感觉及运动障碍，甚至瘫痪；侵及骨骼，可致骨痛、骨折；侵及鼻咽部，可出现鼻塞、流涕、鼻出血等，类似于鼻咽癌的表现。

淋巴瘤是全身性疾病，因此，除了上述局部症状，约50%的患者还可能出现发热、盗汗、乏力、消瘦、食欲缺乏、皮疹、瘙痒、贫血等全身症状。

由此可以看出，如果是以浅表部位淋巴结肿大为主要表现，可能会提醒我们早发现，深部病灶往往长到比较大的时候才有症状，因此很难早诊断。好在淋巴瘤的分期并不像其他恶性肿瘤那样重要，分期只是决定预后的多个因素之一，病理类型及肿瘤细胞对化疗方案是否敏感更加重要，因此，不必因为病情发现较晚就感到绝望和懊恼。

而淋巴结转移癌通常合并有原发灶相应的症状，如肺癌出现咳嗽、咳痰、咯血；肠癌出现便血、腹痛等症状，食管癌可能会合并进食哽咽感，而不同部位的淋巴结转移通常来自引流区域的病变，如锁骨上淋巴结转移，多见于肺癌、胃癌，腋窝淋巴结转移应多警惕乳腺癌，颈部淋巴结多见于头颈部肿瘤等。

③ 实验室化验

淋巴瘤并没有特异的肿瘤标志物，部分存在乳酸脱氢酶和 β_2 微球蛋白的升高，但均不特异。而一些淋巴结转移癌相应的肿瘤标志物会有所升高，如消化道肿瘤可能存在癌胚抗原的升高，卵巢癌出现 CA125 的升高等，肿瘤标志物检查会有一定的指向性。

④ 影像学

影像学诊断在肿瘤诊断级别中为 2 级诊断，对鉴别疾病也有很大帮助。淋巴结彩超是最为简单易行的检查，可以作为良恶性淋巴结的初筛，可以很好地描述淋巴结的大小、皮髓结构、淋巴结门情况、血流情况。而 CT、MRI 及 PET-CT 等检查，可以了解其他部位淋巴结的大小，是否存在原发病灶，用以鉴别诊断。例如，右侧锁骨上淋巴结肿大的患者，胸部 CT 同时发现 4cm 的肺部结节，很可能提示是肺癌淋巴结转移。

⑤ 恶性疾病诊断的金标准——病理检查

从病理学的角度来讲，恶变的细胞来源不同。淋巴瘤的恶性细胞起源于淋巴造血组织，是造血系统的癌细胞。目前淋巴瘤已经分型特别详细了，仅通过免疫组化有时很难鉴别，还需要进一步完善流式、基因检测等。因此，淋巴瘤病理取样尽可能完整切取淋巴结活检，以提高诊断正确性。淋巴瘤是原来正常的淋巴结或者淋巴系统慢慢地蜕化变质，最终发生了恶变；而患病的淋巴结和淋巴组织是人体的健康屏障，是人体抵御入侵者和整顿内部环境的"战场"，常常"满目疮痍、敌我难辨"，在良、恶性疾病之间有时难以鉴别。因此，与其他恶性肿瘤相比，淋巴瘤的病理诊断更为困难，也更容易被误诊。这是由人体淋巴组织的特殊使命和当今医学的局限性造成的，即便全世界最优秀的病理学专家也很难做到百分之百的正确诊断和分型。对于有疑问的病例，可能需要多位经验丰富的病理学专家进行会诊。甚至为了取得满意的病理组织需要反复取活检，虽然烦琐又延误时间，但是本着对患者高度负责的态度，这是必需的过程。因为只有诊断准确，才能"打击"准确，才能事半功倍。

淋巴结转移癌为起源于上皮组织的恶性肿瘤，通过淋巴引流转移至淋巴结，属于"鸠占鹊巢"，正常的淋巴结被恶变的"敌人"占领。其恶性细胞的特征与原发部位肿瘤细胞的特征一致。通常通过免疫组化能够做到鉴别诊断。

由于细胞来源的不同，治疗也就不一样。当病理明确后，淋巴瘤需要依据淋巴瘤的具体分型来对应选择治疗。而淋巴结转移癌，需要根据原发病进行治疗。

总体来讲，淋巴瘤的预后是明显优于实体瘤的。其中，霍奇金淋巴瘤已成为化疗能治愈的肿瘤之一。所以即使确诊了淋巴瘤也不必过分焦虑，现在治疗手段日新月异，做到早发现、早诊断、早治疗，积极配合诊疗才最重要。

综上所述，各位对淋巴瘤与淋巴结转移癌的认识是不是更清晰了一些？

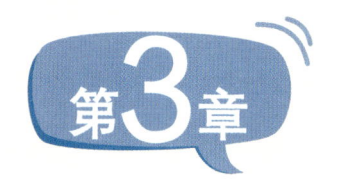

第3章

与日俱进：
淋巴瘤诊断五大技术

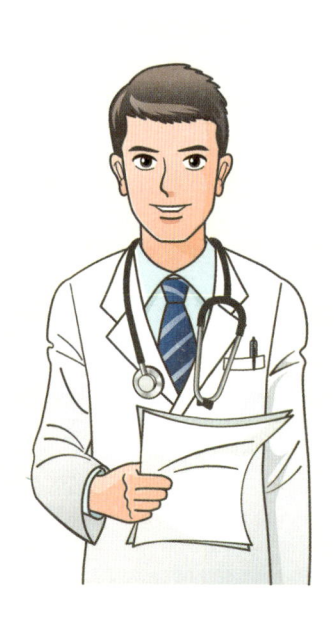

一、病理检查

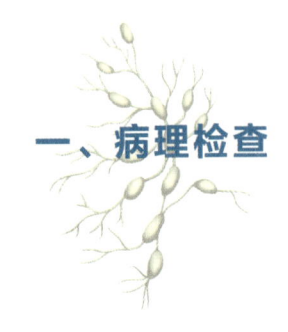

◎ 病理是什么

病理是病变的性质，分为良性、恶性和交界性，就是病变的"好坏"。良性病变比较友好，小的可以观察，大的可以通过手术切除彻底去掉，不容易复发，对身体危害也较小。恶性病变则是不友好的，可以理解为"变质"的组织，生长速度和生长方式都发生了变化，俗称"癌症"，这类病变是需要进一步治疗的。淋巴瘤虽然称为"瘤"，其本质是起源于淋巴造血系统的恶性肿瘤，因此所有淋巴瘤都是恶性肿瘤。交界性病变介于良性与恶性之间，或者说是处于良性病变向恶性病变转变的过程中，没有明确的界限，进一步的治疗需要根据临床表现来判断。

◎ 怎么做病理检查

先要完成组织活检，即通过手术或穿刺获得部分组织，再对组织的良恶性进行判断。活检的方式有手术切除活检、切取活检、钳夹活检、空芯针穿刺活检。活检取得的组织有大有小，留取的组织越大，可供病理科医生检查和判断的材料越充足。手术取得的组织一般较大，手术可以完整切除病变，也可以部分切除。钳夹活检是指内镜下通过活检钳夹取获得病变组织，如胃镜、肠镜及支气管镜的镜下活检。空芯针穿刺活检目前应用较为广泛，有超声引导下完成的，也有CT引导下完成的，创伤较小、用时相对较短，但穿刺活检获得的组织量有限。

如何选择活检部位是一个比较关键的问题。医师往往会根据患者的症状、体征、影像学检查结果来判断淋巴瘤可能侵犯的部位，然后再综合考虑活检的可行性、安全性、活检成功率等因素，来选择合适的活检部位和活检方式。一般来说，优先选择浅表、增大速度快、PET-CT显示代谢高的病灶进行活检。少数情况下，为增加活检成功率，尽快明确病理诊断，可能会选择2个及以上的部位同时进行活检。在进行活检之前，应尽量避免服用激素、中药等，以减少药物对活检和病理诊断的影响。另外，淋巴瘤患者在疾病复发、进展时，也建议再次活检了解病理类型和病理特征有无变化，有助于更好地选择治疗方案。

活检取得组织后，病理科医生在显微镜下对活检组织标本进行观察、染色、标记，来判断组织的良恶性，并出具病理报告。如果是恶性转移性病变，还需要寻找恶性肿瘤的来源。淋巴瘤是源于淋巴造血系统的疾病，需要同其他肿瘤的淋巴结转移相鉴别。

病理诊断是一个由粗到细、不断抽丝剥茧寻找真相的过程。一般等待病理报告需要5个工作日左右，标本需要经过固定、切片、染色等过程，为了进一步验证，还需要通过免疫组织化学染色、荧光原位杂交、克隆性分析、分子遗传学检测等手段进一步明确诊断。每增加一种检测方法，就可能距离真相更近一步，但需要花费更多的时间。这也就是为何一份字数并不多的病理报告却要花费如此长时间的原因。

淋巴瘤的病理诊断更是难中之难。首先，淋巴结作为身体的免疫器官，在身体受到病原体攻击时会做出相应反应，很容易出现肿大，这种炎性增生需要与肿瘤的恶性增殖相鉴别。其次，淋巴瘤的病理亚型近百种，不同亚型需要不同的治疗，这就意味着病理诊断时需要将结果进一步精确到亚型。为了实现这一目的，一些新技术、新方法应用于淋巴瘤诊断必不可少。这些分析方法可能会延长做出诊断的时间。再次，淋巴瘤异质性很强，病理科医生面对穿刺或钳夹组织标本常常面临管中窥豹、盲人摸象的困境。当病变无法诊断或诊断与临床表现严重不符时，往往需要再次活检，甚至反复活检，以求更多的组织带来更明确的诊断。最后，对于疑难病例，医生们可能会建议进行多家权威病理中心会诊，集思广益，反复讨论后尽可能给出准确的病理诊断。

◎ 怎么看病理报告

病理报告虽然只是一张 A4 大小的报告单，但内容丰富。通过这份报告，临床医生可以获得以下信息。

① 病理诊断

活检组织定性及疾病的分型。病理报告会显示疾病的良恶性，如果是恶性病变，还会有具体类型，如淋巴瘤的病理报告会显示是霍奇金淋巴瘤还是非霍奇金淋巴瘤，非霍奇金淋巴瘤是 T 细胞淋巴瘤还是 B 细胞淋巴瘤。

② 指导治疗

在新药不断涌现的时代，靶向药物提高了淋巴瘤的治愈率、延长了患者的生存时间。但对于能否应用靶向药，病理报告才有指引作用，如靶向 CD20 的利妥昔单抗、靶向 CD30 的维布妥昔单抗。

③ 提示预后

病理医生可以通过免疫组化、荧光原位杂交等手段识别肿瘤的特点，提示预后。例如，CD10、BCL6、MUM-1 这三个指标的免疫组化结果可以提示弥漫大 B 细胞淋巴瘤是生发中心来源还是非生发中心来源，不同来源预后不尽相同；再比如，c-MYC、BCL2 等指标的荧光原位杂交结果可以提示弥漫大 B 细胞淋巴瘤是否具有"双打击"的特点，具备这个特点的病例侵袭性更强、预后更差。

◎ 当病理诊断不明确时怎样进行病理会诊

如果在病理报告中看到"可能"之类的字眼，则代表目前的病理诊断还不明确，那怎样才能避免这种情况发生呢？首先，活检取材方面建议在创伤可接受的情况下尽可能选择获取病理组织最多的活检方式。其次，标本制备方面，推荐选择具备资质、病理制备经验丰富的医院完成病理制备。最后，在病理诊断经验与技术方面，由于淋巴瘤发病率低、分类复杂，诊断专业性强，各级医院间检测水平差异大，可以通过将病理送至更专业的医院进行病理会诊来明确诊断。

肿瘤的发生发展会经历一个从不典型到典型的过程。如果一个阶段的多次活检均指向一个较为模糊的结果，那可能提示肿瘤就处于这样一个阶段，这时，需要根据病理结果和临床表现选择严密的观察或先行治疗。如果治疗的结果与预期不相符，则需要在疾病复发进展时再次活检确认诊断，必要时修正治疗方案。

当病理诊断不明确时，建议行进一步病理会诊。淋巴瘤的病理会诊需要选择淋巴瘤专科诊断经验更丰富的专家和具备淋巴瘤专科检测平台的医院进行。进行病理会诊前需要患者及家属准备以下材料：①全部染色片，包括HE染色片和免疫组化染色片。原诊断单位就是凭借这些染色片做出诊断的，这样可以减少会诊时的重复劳动。②白片10~20张或蜡块。当会诊医生遍阅全部染色片后依然对诊断存有疑虑时，便会以白片或蜡块进行进一步检测以提高病理诊断精度。③原单位病理报告，并核对病理标本编号与病理报告是否一致。集齐上面三部分材料就可以到拟会诊医院开具病理会诊申请单进行会诊了。

◎ 淋巴瘤的病理亚型与预后

淋巴瘤的病理亚型首先分为霍奇金淋巴瘤和非霍奇金淋巴瘤两大类。霍奇金淋巴瘤约占淋巴瘤发病率的10%，好发于青年和中老年，预后较好，治愈率能达到80%，是淋巴瘤预后最好的类型之一。非霍奇金淋巴瘤进一步分为淋巴母细胞淋巴瘤/白血病、成熟B细胞淋巴瘤及成熟NK/T细胞淋巴瘤、淋巴母细胞淋巴瘤/白血病及伯基特淋巴瘤，其特点是肿瘤增长极其迅速，需要强化疗、足周期、短平快地压制住肿瘤生长，治疗有效可以彻底治愈，一旦复发则会威胁生命。弥漫大B细胞淋巴瘤是非霍奇金淋巴瘤中最常见的亚型，侵袭性较高，但经过规范治疗后的远期生存率也可达到50%以上。滤泡性淋巴瘤、边缘区淋巴瘤均是惰性的淋巴瘤，特点是不可治愈，但肿瘤进展较为缓慢，患者的整体生存时间较长，5年生存率可达80%左右，但在病程中有可能会发生向侵袭性更高的大B细胞淋巴瘤转化。T细胞淋巴瘤是目前治疗效果相对较差的一种类型，大部分患者的5年生存率为30%～40%，但其中也有少数几种亚型的患者生存率比较高，如ALK阳性间变大细胞淋巴瘤、部分原发皮肤的 T 细胞淋巴瘤、病变处于局限期的 NK/T 细胞淋巴瘤等。总之，淋巴瘤的分型复杂，不同亚型之间的疗效和生存率差别较大，因此需要根据具体的病理类型来判断生存率。

二、实验室检查

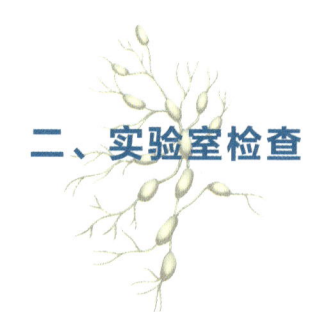

实验室检查是诊断和评估淋巴瘤的重要手段之一。本部分将介绍淋巴瘤常见的实验室检查项目,帮助读者更好地了解淋巴瘤的诊断和监测。

◎ 血液检查

1 血常规

血常规可以检测血红蛋白、白细胞计数、血小板计数等指标。早期患者血象多大致正常,当继发自身免疫性溶血或肿瘤累及骨髓可发生贫血,血小板减少。对于慢性淋巴细胞白血病/小淋巴细胞淋巴瘤(CLL/SLL)患者,可出现白细胞增多,淋巴细胞比例≥50%,B淋巴细胞绝对值≥$5×10^9$/L,以成熟小淋巴细胞为主。约15%的前体B细胞淋巴母细胞白血病/淋巴瘤(B-ALL/LBL)可发生高白细胞血症,大多数有贫血及血小板下降。少数患者发生嗜血细胞综合征时，会出现三系减低。

对于化疗后患者需要定期监测血常规，由于白细胞下降是最常见的化疗毒性反应，按照化疗方案的强度每周应复查1~2次血常规，中性粒细胞占白细胞的50%~70%，是防止人体被感染的重要成分。中性粒细胞下降越明显，感染风险越升高。出现粒细胞减少时，注意保持室内清洁、空气流通、紫外线、消毒、保持口腔及肛门清洁等。当白细胞$<2 \times 10^9$/L或中性粒细胞$<1 \times 10^9$/L时，应皮下注射短效升白针治疗。严重者需要住院接受保护性隔离及抗生素治疗。使用升白治疗后白细胞可能会明显升高（如$>30 \times 10^9$/L），此时注意多喝水，不用过多担心，停药后白细胞会自行恢复正常，部分患者还会出现全身关节的酸痛，可口服"布洛芬"等非甾体抗炎药对症缓解疼痛。对于既往出现过粒细胞缺乏合并发热、年龄较大、身体一般情况欠佳、化疗方案较强等预期会出现严重中性粒细胞下降的患者推荐使用长效升白针预防性升白治疗。

当血小板$<50 \times 10^9$/L时，应减少活动、避免磕碰，必要时卧床休息。避免进食带刺、带骨头的食物，保持大便通畅。严重者需要及时给予升血小板药物治疗或输注血小板等住院治疗。抽血或穿刺的部位要按压较长时间，以避免出血。

其他常出现的有血液学毒性还有贫血等，需要对症处理。对于存在中枢侵犯的患者，脑脊液常规可见细胞数及比例异常。

❷ 红细胞沉降率（血沉）

红细胞沉降率指红细胞在一定条件下沉降的速度，是一种反映炎症程度的指标。淋巴瘤患者常常出现血沉增快，并且血沉升高是霍奇金淋巴瘤预后不良的因素之一。

◎ 生化指标检查

❶ 肝肾功能检查

谷丙转氨酶、谷草转氨酶、胆红素、尿素氮、血肌酐的数值常常代表患者相应脏器功能，并且多数药物都要经过肝、肾代谢。如果肝、肾功能降低，或者因为其他疾病（如肝炎等）导致这些指标会异常，可能就要降低某些药物剂量，甚至不考虑使用；另外，用药后也需要监测肝、肾等脏器功能的损害程度，用以指导调整下次药物剂量。因此肝、肾功能在治疗前的评估及治疗后的监测是十分有必要的。

❷ 电解质

溶瘤综合征是指在化疗过程中或由于增长过快自发出现的肿瘤大量崩解，所释放的细胞内容物及其代谢产物引起的一组症候群，包括高尿酸症、高磷酸血症、低钙血症、高钾血症。推荐患者在治疗前及治疗过程中多饮水，并口服碳酸氢钠碱化及别嘌醇等降尿酸类药物预防溶瘤。对于溶瘤的高危人群，包括肿瘤负荷大或对治疗十分敏感的高侵袭性淋巴瘤患者而言，更应密切监测相关指标及充分水化碱化预防溶瘤。

❸ 其他

血清乳酸脱氢酶（LDH）、C 反应蛋白、$β_2$ 微球蛋白水平升高反映瘤细胞增殖速度快（如 LDH 升高提示预后不良）；血清铁蛋白水平在病情进展时升高、缓解期则下降；碱性磷酸酶升高常提示有肝或骨骼受累。高钙血症常提示有骨侵犯，此变化可出现在 X 线改变之前。此外，PD-1 单抗可能导致免疫相关的甲状腺功能，以及心肌酶谱、淀粉酶脂肪酶异常，用药过程中需要监测。发热时，需与肿瘤热、感染等疾病相鉴别，需要完善降钙素原、血培养等实验室指标。对于患有糖尿病、心脏病等基础疾病的患者，可监测血糖及心肌酶谱等相关指标，用以制订合适的治疗策略。

◎ 免疫学检查

❶ 淋巴细胞亚群

在免疫应答过程中,淋巴细胞会发育成功能不同的亚群,即为淋巴细胞亚群,根据抗原的不同,T淋巴细胞表面表达CD4抗原、CD8抗原,NK细胞表面可表达CD16抗原、CD56抗原。可以使用流式细胞仪,通过不同的表面抗原明确B细胞、T细胞及NK细胞的数量和比例,淋巴细胞数量和功能发生异常可造成机体紊乱,并产生病理变化。

❷ 免疫球蛋白检测

淋巴瘤患者常伴有免疫球蛋白异常,包括IgG、IgM、IgA等免疫球蛋白的降低或增高。单克隆或多克隆免疫球蛋白升高等改变常可作为肿瘤负荷及病情检测指标。

❸ 抗人球蛋白试验及其他抗体检查

淋巴瘤可并发抗人球蛋白试验阳性或阴性的溶血性贫血,必要时进行抗人球蛋白试验。部分淋巴瘤患者并发自身免疫性疾病,如干燥综合征(SS)和系统性红斑狼疮(SLE),必要时可完善相关抗体谱明确。

④ CART 疗法（嵌合抗原受体 T 细胞免疫疗法）相关检查

CART 疗法是将患者的 T 细胞在实验室内被改造，回输后引导 T 细胞靶向杀伤肿瘤细胞的一种新型治疗方法。该疗法越来越多的应用于临床，但是由于其特别的机制，所以回输后需要监测 T 细胞及 CART 细胞数量从而评估是否有 CART 细胞扩增、并监测细胞因子、铁蛋白、凝血等指标警惕相关不良反应。

⑤ 其他特殊检查

如临床考虑并发嗜血细胞综合征（HLH）可能时，患者可以出现发热、脾大等表现、同时伴有全血细胞减少、高甘油三酯、低纤维蛋白原、高血清铁蛋白等异常，并可在骨髓、脾脏或淋巴结活检中发现噬血现象。该病是由于 NK 细胞功能缺陷，随之巨噬细胞过度激活，而导致的严重炎症因子释放综合征，预后较差。除常见的血常规、凝血、血脂、铁蛋白检查外，需进行外周血可溶性 CD25、NK 细胞活性等检查来协助诊断和鉴别诊断。

◎ 感染筛查

❶ 治疗前

部分淋巴瘤与感染相关，如幽门螺杆菌（HP）感染与MALT淋巴瘤相关；EB病毒（EBV）与结外NK/T细胞淋巴瘤、伯基特淋巴瘤相关；因此会根据淋巴瘤的类型对患者进行相关感染方面的筛查和病毒拷贝数等相关检查。临床治疗前会常规完善人类免疫缺陷病毒（HIV）、梅毒、乙型肝炎病毒（HBV）及丙型肝炎病毒（HCV）抗体检测，对于有HBV、HCV和HIV活动的患者需要进行抗病毒治疗，并在治疗过程中密切监测病毒拷贝数。

❷ 治疗中

使用CD20单抗利妥昔单抗及奥妥珠单抗进行治疗的患者，由于药物具有导致HBV再激活的不良反应，所以需要密切监测既往有乙型肝炎病史患者的HBV DNA，若病毒拷贝数明显升高，不宜应用CD20单抗类药物。

◎ 骨髓检查

骨髓穿刺和骨髓活检：骨髓检查是确诊淋巴瘤的重要

步骤之一。通过骨髓穿刺和骨髓活检，可以检测淋巴瘤是否累及骨髓。具体见"骨髓与脑脊液检查"部分。

◎ 分子遗传学检查

淋巴瘤的诊断是病理学难题之一，对于疑难病例需要进行分子遗传学检测。越来越多的淋巴瘤相关基因异常被发现并用于临床，对淋巴瘤的诊断、预后判断、疗效分析及用药指导具有重要的提示作用。详见"基因检测"部分。

温馨提示

实验室检查是淋巴瘤诊断和治疗中不可或缺的环节，由于个体的差异和病情的不同，所需完善的实验室检查项目也会有所不同，所以在进行实验室检查之前，一定要咨询医生并遵医嘱。治疗后也请按照医嘱复查，如有明显异常，请及时复诊。

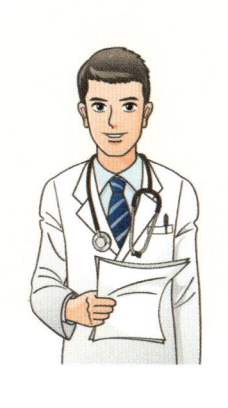

三、骨髓与脑脊液检查

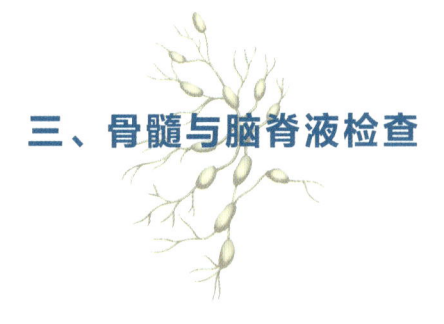

在淋巴瘤的诊断和治疗过程中,骨髓和脑脊液检查是临床医生用于确定疾病的类型、分期和预后的重要评估手段,有助于制订最合适的治疗方案。一般情况下,专业医生或经验丰富的医务人员会根据患者的临床诊断需求来决定是否需要进行骨髓穿刺和腰椎穿刺,并确保在安全和可控的环境中进行。

在接受这些检查之前,患者需要注意的重要准备事项如下。

• 提前与医生或医务人员讨论检查的目的、过程、可能的风险和禁忌证。

• 告知医生自己的药物过敏史、用药情况及任何潜在的健康问题。

• 按照医生的指示进行预备措施,如保持空腹或排空膀胱。

◎ 骨髓检查

骨髓检查是一种检查骨髓内细胞的过程。骨髓是一种负责产生血细胞的组织，位于骨骼内部，如髋骨、胸骨和肋骨等。淋巴瘤患者通常会接受骨髓检查以确定疾病是否已扩散到骨髓，这有助于确定疾病的分期和严重程度。此外，骨髓检查还可以确定淋巴瘤细胞的类型和其他细胞学特征。用于制订个体化治疗计划。

骨髓穿刺具体的操作流程如下。

- 骨髓穿刺是一种获取骨髓样本的过程，通常在髂骨或胸骨附近进行。
- 检查前，患者会被要求躺平或侧卧，并且有时会给予局部麻醉以减少不适感。
- 医生对穿刺点（通常在骨髓穿刺针插入的部位）进行局部消毒，然后使用细长的骨髓穿刺针穿透皮肤和骨骼，进入骨髓腔。一旦骨髓穿刺针进入骨髓腔，医生会抽取一定量的骨髓样本。这可能会引起压力感或短暂的不适。
- 获取的骨髓样本随后会用于细胞学分析、病理学检查及其他实验室测试。
- 在检查完成后，患者需要休息一段时间，并遵循医生的建议，以减少并发症的风险。

此外，骨髓穿刺检查也存在相应的禁忌证，如血友病患者、严重凝血功能障碍患者；穿刺部位有炎症或者明显畸形的患者；妊娠晚期的孕妇。

骨髓穿刺术后患者的穿刺部分可能会有局部胀痛不适，通常3~4天可逐渐消失，保持穿刺点清洁干燥，3天内禁止沾水，以避免感染，72h后取下敷贴，1周左右自愈。注意观察穿刺点有无渗血、渗液，发现有渗血、渗液及时通知医护人员。

◎ 脑脊液检查

另外一个重要的检查是脑脊液检查，也称为腰穿。这项检查通过收集脑脊液样本来评估淋巴瘤是否侵犯了中枢神经系统。脑脊液是一种环绕在脑和脊髓周围的液体，对中枢神经系统的功能起着重要的保护和支持作用。通过分析脑脊液样本，医生可以确定是否存在淋巴瘤细胞或其他异常细胞。

脑脊液检查通常包括以下步骤。

- 在进行腰椎穿刺之前，患者需要保持侧卧位，尽可能屈髋屈膝使腰椎间隙打开，背部一定要与床面垂直，并且常常会给予局部麻醉以减轻不适感。

- 医生会在穿刺点（通常是在腰椎区域的脊柱之间）进行局部消毒，并使用细长的腰穿针穿透皮肤、肌肉和椎骨，进入蛛网膜下腔。一旦腰穿针进入蛛网膜下腔，医生会收集一定量的脑脊液样本。在此过程中，患者可能会感受到压力或刺痛感。

- 脑脊液样本收集后，医生会将其送往实验室进行分析，以评估其中的细胞、蛋白质和化学指标。

- 操作结束后患者可能会感到一些不适，穿刺部位的疼痛或腰椎区域的酸痛。这些不适通常会在几天内自行缓解。

腰椎穿刺术后的注意事项：患者需要去枕平卧4～6h，避免术后低颅压性头痛；密切观察患者生命体征变化，观察患者有无头痛、恶心、腰背痛，有无脑疝及感染等穿刺后并发症；注意观察伤口有无渗液与渗出液颜色、性质及量，保持局部敷料干燥，24h内不宜淋浴，以免引起局部或椎管、颅内感染。

腰椎穿刺术后常见的不良反应：穿刺后头痛最常见，多发生在穿刺后1周内，其原因可能为脑脊液量放出较多或持续脑脊液外漏所致的低压性头痛。可通过静脉滴注生理盐水、多饮盐水进行改善，并适当延长卧床休息时间。此外，还可以使用垂体后叶素促进脑脊液分泌。

◎ 骨穿及腰穿的意义

通过骨髓和脑脊液检查，医生可以获取关键的疾病信息，从而做出准确的淋巴瘤诊断和评估。这有助于确定疾病的类型（如霍奇金淋巴瘤或非霍奇金淋巴瘤）、分期（确定疾病扩散的程度）及预后（预测疾病进展和治疗效果）。基于这些评估结果，医生可以制订个性化的治疗计划，选择最适合患者的治疗方式。

根据骨穿及腰穿等检查结果，医生可以制订个性化治疗计划，以最大限度地控制淋巴瘤的进展并提高患者的生存率。治疗选项可能包括化疗、放疗、靶向治疗或干细胞移植等。此外，骨髓和脑脊液检查还可以用于监测治疗的效果。在治疗过程中，医生可能会定期重复这些检查，以评估淋巴瘤细胞的清除情况和疾病的缓解程度。这有助于调整治疗计划，使其更具针对性和有效性。

需要注意的是，骨髓和脑脊液检查属于侵入性检查方法，可能会引起一些不适或并发症。然而，这些检查对淋巴瘤的诊断和治疗至关重要，医生会尽最大努力减轻患者的不适并确保安全性，同时，一些其他检查方法（如影像学检查、血液检查等）也与骨髓和脑脊液检查相辅相成，以提供更全面的评估和诊断结果。

淋巴瘤是一种异质性较高的疾病，但随着医学的进步，其治疗方法和预后有了显著改善。包括在骨髓穿刺及腰椎穿刺在内的综合的评估方法可以帮助医生全面了解淋巴瘤的特点和患者的个体情况，从而制订最佳的治疗策略。

教育公众有关淋巴瘤骨髓和脑脊液检查的重要性是非常有意义的。这可以帮助患者认识早期检测和治疗的重要性，鼓励患者与医生配合，及早寻求帮助。通过科普活动和宣传，可以提高公众对淋巴瘤的认识和理解，从而为更多患者的生存和康复提供帮助。总而言之，骨髓穿刺和腰椎穿刺是血液病学领域中常见的检查方法，通过对这些样本的分析，医生可以获得重要的诊断和治疗信息，为患者的健康管理提供指导。

四、影像学检查

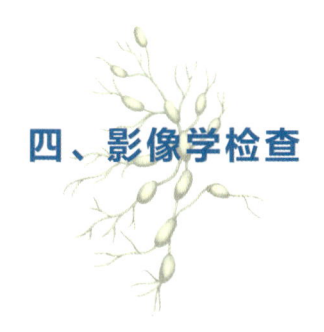

目前临床上，淋巴瘤的诊断及分型主要依靠病理学检查，而影像学检查的主要目的则是明确受累淋巴结的位置和范围以及结外病变的检出。下面将介绍常规用于淋巴瘤临床诊疗的影像学检查方法。

◎ CT检查

CT得益于其方便快速、经济实惠等优势，已成为临床常规诊疗的必需项目。临床常规行增强CT检查，需要静脉注射一类含碘的对比剂来增加病变组织与正常组织之间的对比，以使全身各处病变显示清晰，有助于病变的检出及诊断。

CT可以在短时间内进行一次性大范围扫描，能够直接观察颈部、胸部、腹部、盆腔等各处肿大的淋巴结。病变淋巴结一般短径＞10mm，失去正常的肾形、蚕豆状而呈卵圆形，多质地均匀；病变淋巴结可以相互融合成大的肿块，形态可不规则，密度接近肌肉组织。

除此之外，根据临床需求对全身各部位进行CT检查能够明确显示各结外组织器官受累的情况。头颅CT可以显示淋巴瘤累及中枢神经系统形成的脑实质占位，以及脑脊髓膜、眼外肌等的浸润。颈部CT可以观察鼻咽、口咽部的受累情况，是否存在局部软组织增厚的表现。胸部CT检查除观察纵隔淋巴瘤占位、胸膜、心脏及心包受累外，是观察肺内情况最优的检查项目，然而淋巴瘤肺内浸润表现多种多样，需结合临床各项检查做出综合诊断。腹盆腔CT检查可以直接观察多脏器病变，如脾受累引起脾脏体积增大或脾内占位，对脾脏可以进行体积测量方便随访对比；淋巴瘤肝脏浸润形成肝实质内结节、肿块，或者肝被膜、鞘膜的异常增厚；胃肠道的淋巴瘤浸润需要与原发胃肠道癌鉴别，最为特异的征象是淋巴瘤不会引起肠壁黏膜面的破坏，有时还可以观察到肠管扩张的表现，有时影像诊断困难时需结合内镜及病理结果。骨的淋巴瘤浸润可以导致骨质破坏，CT及其相应的重建技术能够观察到细微的骨质改变及可能发生的病理性骨折。CT也可观察淋巴瘤浸润生殖系统的病变表现，如女性乳腺、男性睾丸等的异常改变，对于这类浅表器官的病变，可以结合超声检查互补。

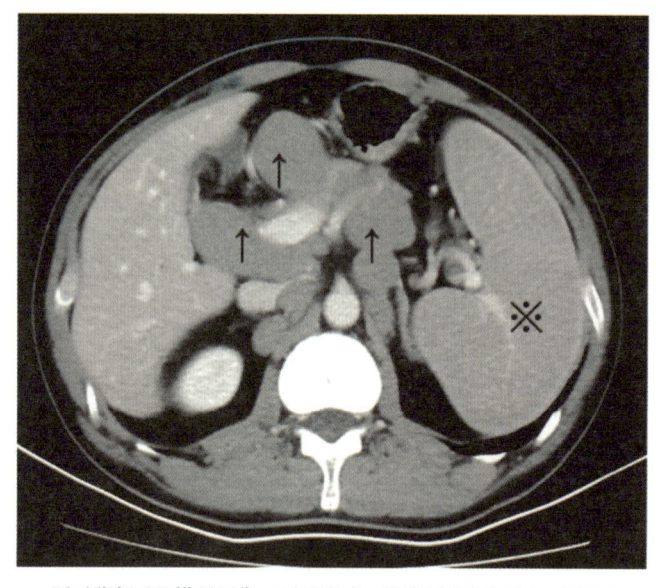

图示腹部CT增强图像,可见腹腔、腹膜后多发肿大的淋巴结(↑),密度与背部肌肉相近,同时可见脾脏体积增大(※)

CT能够在数分钟内完成对淋巴瘤患者的检查,是临床首选的影像学检查方法之一。然而,在进行增强CT检查前应严格遵循检查禁忌证,如甲亢患者、48h内服用二甲双胍患者等。此外增强CT所注射的对比剂可能引起过敏反应,既往有对比剂过敏史及严重过敏体质的患者禁行。CT检查以X线为物理基础,存在一定电离辐射,孕妇、哺乳期女性及儿童应根据临床需求尽量选择其他检查方法替代。

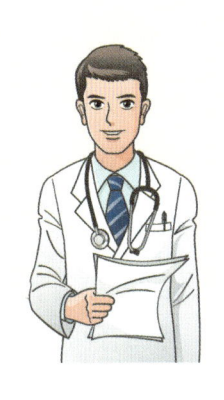

温馨提示

虽然CT检查存在辐射，在常规诊疗过程中的随访检查一般不会超过国际规定的个人剂量限制。

◎ MRI检查

MRI是利用在强磁场环境下人体自身质子共振的特性来成像，不存在X线的电离辐射损伤。

在MRI上观察淋巴瘤患者全身各处肿大的淋巴结与CT表现相似，但MRI技术因其较高的软组织分辨率，可以有效补充CT检查观察欠佳的重要信息。如头颅MRI是观察脑实质最佳的影像学检查方法，对显示淋巴瘤颅内浸润形成脑实质占位及脑脊髓膜增厚的病变范围、表现较CT更为全面，结合MRI的多序列、多参数及功能成像有助于与其他颅内占位进行鉴别；骨淋巴瘤引起的骨质破坏在CT上可以显示骨质改变的细节，而淋巴瘤骨髓浸润的范围在

MRI上的显示较CT检查更清晰、确切；淋巴瘤引起其他结外组织器官的病变也能够在MRI上得到不同程度的显示，与CT检查相结合，可以进一步明确诊断及鉴别。

MRI检查存在禁忌证，如体内含有铁磁性置入物、心脏起搏器、早期妊娠、幽闭恐惧症患者等。常规增强MRI检查所使用的对比剂为钆（Gd）剂，相较CT检查所使用的碘对比剂，很少引起机体的过敏反应；然而肾功能受损患者应慎行，避免发生肾源性系统性纤维化的可能。

◎ PET-CT检查

PET-CT是近年来核医学科一项新兴的检查技术。通过向人体注射一种带有放射性核素标记的天然葡萄糖类似物（^{18}氟-脱氧葡萄糖，^{18}F-FDG），在体内能够模仿并示踪人体的葡萄糖代谢途径，显示机体中具有较高糖酵解水平的肿瘤组织。

淋巴瘤作为恶性肿瘤，因能量代谢失调相对于正常组织细胞具有较高的糖酵解水平，需要大量摄取葡萄糖，因而能在PET-CT图像中清楚显示。^{18}F-FDG-PET-CT扫描范围大，一般包括从颅顶至盆底，对于已通过病理活检确诊的淋巴瘤患者，通过大范围的"一站式"显像几乎可以发现全身所有被侵犯的肿大淋巴结，病变淋巴结代谢明显增高，在图像上表现为一个个"亮区"。PET-CT检查敏感性高，可以发现＜10mm的病变淋巴结及其他结外器官受侵，如骨髓侵犯，表现为相应受累部位高 ^{18}F-FDG摄取的"亮区"。而如转移、结核等其他原因，也会引起淋巴结的肿大和高 ^{18}F-FDG摄取，其表现与淋巴瘤相似，此时单独使用PET-CT难以对其进行鉴别诊断，需密切结合临床及病理学检查综合诊断。

目前根据淋巴瘤患者的分型及临床分期，可采取化疗、放疗、靶向治疗等手段规范治疗淋巴瘤。^{18}F-FDG-PET-CT敏感性高，能够区分治疗后残余病灶是否仍存在有活性的淋巴瘤细胞，还是仅残存坏死或纤维组织，以判断肿瘤治疗反应、对患者进行治疗后疗效评估；在淋巴瘤患者的随

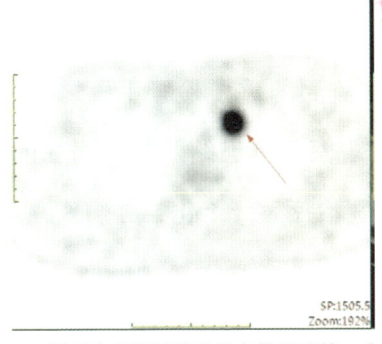

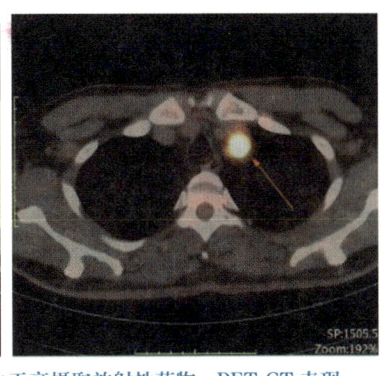

图示左上纵隔单发肿大的淋巴结，由于高摄取放射性药物，PET-CT表现为"亮区"

访过程中，PET-CT 也可以敏感的监测是否发生无症状复发病灶，从而及时指导临床个体化治疗方案的选择。

温馨提示

核医学 PET-CT 检查会将带有放射性的药物注入体内，在完成 PET-CT 检查后，请在 12h 内避免近距离接触孕妇、婴幼儿（＞1m 距离）。检查完成后需要合理多饮水、多排尿，以助于体内放射性药物的排出，注意及时清理排泄物，避免环境中放射性物质的残留。

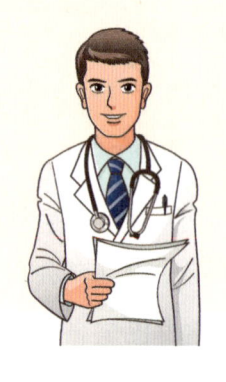

目前，影像学检查不仅是淋巴瘤患者的常规诊疗检查方法，也是淋巴瘤治疗后随访监测的重要检查手段之一。通过影像图片，医生可以明确观察到淋巴结及结外病变的情况，综合各类检查技术，鉴别治疗后纤维化与肿瘤残存、精确判断有无肿瘤复发、预测患者预后。

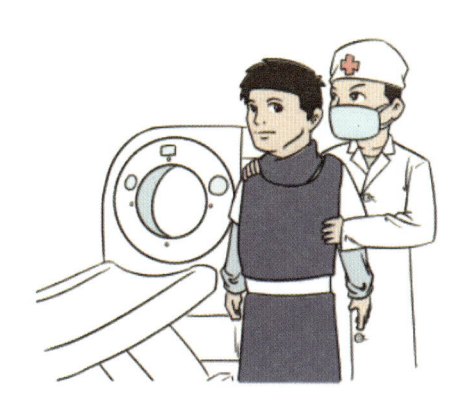

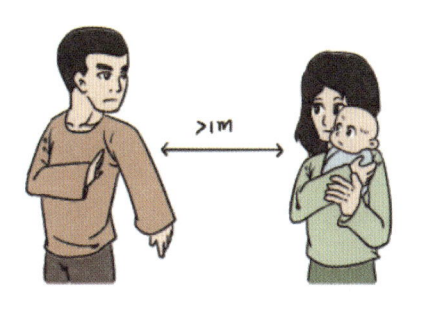

第3章 与日俱进：淋巴瘤诊断五大技术

医院放射科内，患者做CT检查，请注意辐射防护，由医生帮助穿戴铅衣、铅围脖等；医院核医学科内，患者做完检查后体内仍残留放射性药物，检查后12h内请与孕妇、婴幼儿保持1m以上距离

五、基因检测

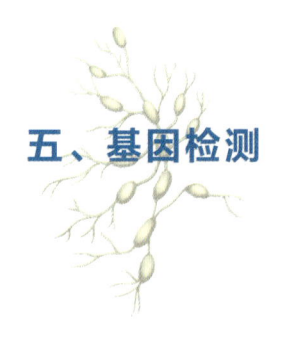

◎ 基因和肿瘤的关系

基因是什么呢？基因在生物学中是指携带遗传信息的 DNA 或 RNA 片段。当基因发生异常变异并不断累积，会导致细胞生长失去控制，就可能形成肿瘤。

当淋巴细胞中的某些基因发生异常变异时，淋巴细胞就会发生恶性增殖，"超速生长"的淋巴细胞在身体中不断积累，最终形成淋巴瘤。

淋巴细胞的基因变异形式有很多，包括与其他肿瘤类型类似的基因异常，如基因的单点突变、基因的扩增和缺失，以及基因重新排列组成新的融合/重排基因序列等，还有淋系肿瘤所特异的克隆性 BCR 重排和 TCR 重排。

而对于这些危害身体健康的罪魁祸首——基因异常变异，我们可以通过基因检测从 DNA 或 RNA 水平寻找这些有害的突变，基因检测的结果能够全面辅助鉴别诊断患者疾病亚型、提示预后情况及指导治疗选择。

温馨提示

基因相当于指挥官，会告诉细胞该做什么，包括什么时候自然凋亡、什么情况下分化增殖产生新的细胞。基因发生突变时，本该告诉细胞该做什么的基因无法正常工作，细胞生长就会失去控制。

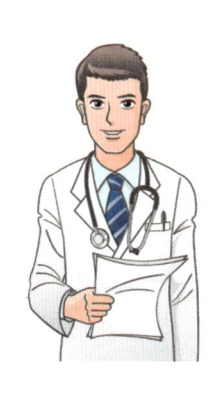

◎ 为何淋巴瘤患者要做基因检测

随着基因检测技术的不断发展，淋巴瘤基因变异的真相也逐渐水落石出，那么基因检测到底能为淋巴瘤患者带来什么呢？这个问题的答案主要集中在以下3个方面。

❶ 基因检测辅助淋巴瘤鉴别诊断

如何精准地诊断淋巴瘤的类型是诊疗过程中的重中之重。目前的鉴别诊断主要依靠病理学和分子遗传学综合诊断平台，包括细胞形态学检查、免疫表型检查、细胞遗传学检查和分子生物学检查。疑似罹患淋巴瘤的患者需经过以上综合诊断，才能确认淋巴瘤类型。

当淋巴瘤和淋巴组织反应性增生鉴别困难时，可进行 BCR 和 TCR 重排检测，如获得单克隆重排的证据，更支持淋巴瘤的诊断；当 B 细胞淋巴瘤 / 霍奇金淋巴瘤与 T 细胞淋巴瘤鉴别困难时，BCR 单克隆重排结果支持 B 细胞淋巴瘤或霍奇金淋巴瘤的诊断，而 TCR 单克隆重排支持 T 细胞淋巴瘤的诊断。

此外，不同 B/T 细胞淋巴瘤亚型的分子特征不同，基因测序技术作为分子生物学检查中的重要内容，辅助上述综合诊断平台，可以更加快速、准确地鉴别出淋巴瘤的类型，从而为临床医生综合诊断提供依据。

❷ 基因检测辅助淋巴瘤分子分型

淋巴瘤是极具异质性的肿瘤，不仅表现在分类复杂多样，同一类型淋巴瘤的分子特征和预后也存在差异。通过对多种测序结果综合分析有助于对淋巴瘤更精细的分子分型。

弥漫大 B 细胞淋巴瘤 / 高级别 B 细胞淋巴瘤伴 MYC 和 BCL2 基因重排，即"双打击淋巴瘤"，是一种特殊类型的淋巴瘤，临床表现复杂，其特点是同时伴有 MYC 和

BCL2基因重排。"双打击淋巴瘤"的临床病程进展速度往往非常快，治疗效果通常不佳，对于这种类型的淋巴瘤，早期诊断和早期治疗至关重要。"双打击淋巴瘤"的病理报告中常常会出现Ki-67指数高、形态学高侵袭性或免疫组化检测到MYC表达阳性细胞＞40%等临床高危因素提示，因此当出现这些提示时，建议进行MYC和BCL2基因重排检测，以确定患者是否患有双打击淋巴瘤。

DLBCL作为NHL中最常见的一种淋巴瘤，分子分型的研究也较为充分。DLBCL根据细胞来源（COO）分型，可分为生发中心B来源（GCB）型和非生发中心B来源/活化B细胞来源（non-GCB/ABC）型，GCB型患者预后比non-GCB型/ABC型好。近年来，DLBCL的分子分型研究百花齐放，最为重磅的是2018年Staudt团队在《新英格兰医学杂志》发表的DLBCL"4分型"：MCD（MYD88 L265P和CD79B突变）、BZN2（BCL6重排或NOTCH2突变）、N1（NOTCH1突变）及EZB（EZH2突变或BCL2重排）。2020年在此基础上增加了3种分类，可将DLBCL分为MCD、N1、A53、BN2、ST2（STK1或TET2）、EZB（MYC+）、EZB（MYC−）共7种分子亚型（lymphgen分型）。

除了DLBCL外，其他亚型的淋巴瘤，如FL、MCL、NKTCL等都有分子分型相关研究涌现，淋巴瘤的诊疗迈入了基于分子分型的个体化诊疗时代。

❸ 基因检测辅助淋巴瘤预后分层和精准治疗

研究表明，淋巴瘤患者的基因变异与其疾病的预后密切相关。综合多基因的检测结果将患者进行分子分型，能够更精细地指导同一亚型淋巴瘤患者的预后分层。

研究表明，淋巴瘤患者的基因变异与其疾病的预后密切相关。基因检测通过检测淋巴瘤患者的基因变异，可以预测患者的疾病进展速度和预后情况。此外，不同分型的患者预后不同，通过基因检测对淋巴瘤患者进行分子分型，可以提示患者不同的预后分层和指导治疗选择。

温馨提示

基因检测在淋巴瘤的诊疗全流程中都可以发挥作用，但基因检测结果需结合临床其他检查结果综合评估，共同助力淋巴瘤患者在"精准医学"时代下获益。

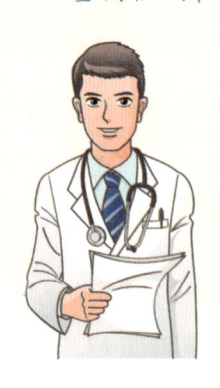

淋巴瘤中基因检测技术介绍

如今的基因检测方法主要有 FISH（荧光探针杂交）、PCR（聚合酶链式反应）、Sanger 测序（一代测序）及 NGS（二代测序）等。

❶ FISH 检测

利用荧光标记的特异核酸探针与细胞内相应的靶 DNA 或 RNA 分子杂交来检测遗传改变。FISH 具有快速、检测信号强及杂交特异性高等优点，可高效检出已知染色体变异。例如，套细胞淋巴瘤特异性 t（11; 14）（q13; q32）染色体异位。

❷ 免疫组库 PCR 检测

利用多重 PCR 扩增目的片段结合 NGS 技术，可精准鉴定淋巴瘤中恶性淋巴细胞的 BCR 或 TCR 克隆性重排，对明确肿物良恶性及 B/T 免疫细胞来源具有重要意义。

❸ 淋巴瘤 NSG Panel 检测

涵盖与淋巴瘤发生、分子特征、靶向用药及预后等相关基因。可一次性检测多种基因突变状况及突变类型，检测精准度高。

> **温馨提示**
>
> 不同技术具有各自特点和优劣势，在临床应用过程中，医生会根据患者疾病类型、重点关注基因情况、可获取样本类型及患者经济能力等情况，综合选择合适患者的检测技术。

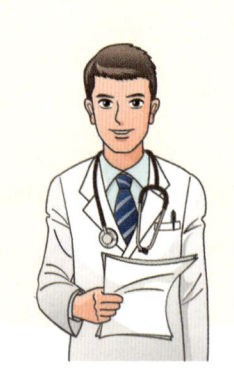

◎ 基因检测送检样本需求

淋巴瘤的基因检测，一般会根据需要采集患者的肿瘤组织、骨髓、外周血或其他体液样本。

肿瘤组织样本是淋巴瘤基因检测的优选样本类型，可以选择 FFPE 白片/卷片、石蜡块、新鲜手术/穿刺组织等。FFPE 白片/卷片可根据组织大小送检，组织大小超过 0.5cm×0.5cm 的，送检 3~4 张 6~10μm 切片；组织大小不足 0.5cm×0.5cm 的，送检 5~10 张 6~10μm 切片。

基因测序过程中需要区分肿瘤细胞特有突变和胚系突变，可以考虑用同一患者的口腔脱落细胞、唾液、毛发等样本作为阴性对照。

参考文献

[1] GOWEN J W. ON THE NATURE OF GENE ACTION [J]. Science, 1929,70(1815): 358–360.

[2] HEIMANN P, DEWISPELAERE L. Indications of next-generation sequencing in non-Hodgkin's lymphoma [J]. Curr Opin Oncol, 2020,32(5): 391–397.

[3] LEWIS W D, LILLY S, JONES K L. Lymphoma: Diagnosis and Treatment [J]. Am Fam Physician, 2020,101(1): 34–41.

[4] SHANKLAND K R, ARMITAGE J O, HANCOCK B W. Non-Hodgkin lymphoma [J]. Lancet, 2012,380(9844): 848–857.

[5] PRATAP S, SCORDINO T S. Molecular and cellular genetics of non-Hodgkin lymphoma: Diagnostic and prognostic implications [J]. Exp Mol Pathol, 2019,106: 44–51.

[6] ALIZADEH A A, EISEN M B, DAVIS R E, et al. Distinct types of diffuse large B-cell lymphoma identified by gene expression profiling [J]. Nature, 2000,403(6769): 503–511.

[7] ROSENWALD A, WRIGHT G, CHAN W C, et al. The use of molecular profiling to predict survival after chemotherapy for diffuse large-B-cell lymphoma [J]. N Engl J Med, 2002,346(25): 1937–1947.

[8] SCHMITZ R, WRIGHT G W, HUANG D W, et al. Genetics

and Pathogenesis of Diffuse Large B-Cell Lymphoma [J]. The New England journal of medicine, 2018,378(15): 1396-1407.

[9] WRIGHT G W, HUANG D W, PHELAN J D, et al. A Probabilistic Classification Tool for Genetic Subtypes of Diffuse Large B Cell Lymphoma with Therapeutic Implications [J]. Cancer Cell, 2020,37(4): 551-568.

[10] YI S, YAN Y, JIN M, et al. Genomic and transcriptomic profiling reveals distinct molecular subsets associated with outcomes in mantle cell lymphoma [J]. J Clin Invest, 2022,132(3): e153283.

[11] XIONG J, CUI B, WANG N, et al. Genomic and Transcriptomic Characterization of Natural Killer T Cell Lymphoma [J]. Cancer Cell, 2020,37(3): 403-419.

[12] KURTZ D M. The many facets of liquid biopsies in lymphoma [J]. Blood, 2022,139(12): 1780-1781.

[13] HUET S, SALLES G. Potential of Circulating Tumor DNA for the Management of Patients With Lymphoma [J]. JCO Oncol Pract, 2020,16(9): 561-568.

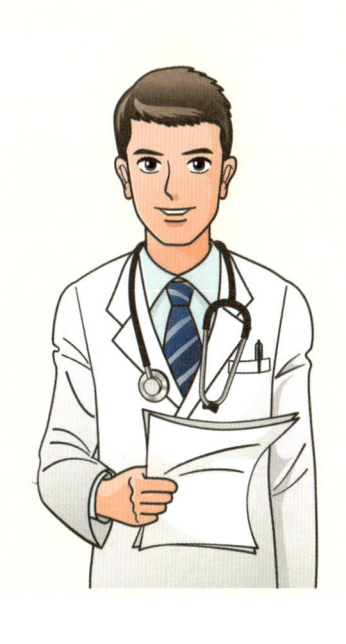

第4章

科学规范：
淋巴瘤治疗手段

一、化学药物治疗

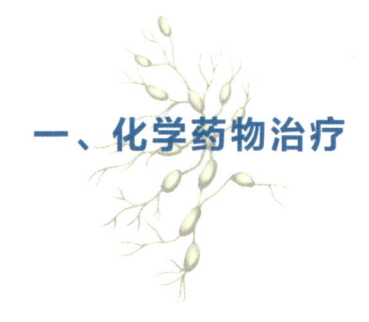

化学药物治疗是淋巴瘤综合治疗的基石，也是最常见的治疗方式。它是一种全身治疗，也就是大家常说的"化疗"。化疗之所以能成为抗肿瘤治疗的重要方式之一，最早的时候是因为化疗让部分霍奇金淋巴瘤患者获得治愈机会。那么什么是化疗、化疗起到什么作用、化疗之后该注意些什么，以下将会分别进行讲述。

◎ 什么是化学药物治疗

使用化学方法合成的药物，从不同的用药途径进入血液循环到达全身，杀灭肿瘤细胞，从而达到控制、缩小甚至治愈肿瘤的作用。

淋巴瘤治疗中常用的化疗方式分别为静脉输液、口服、肌内注射、鞘内注射、皮下注射等。

第 4 章 科学规范：淋巴瘤治疗手段

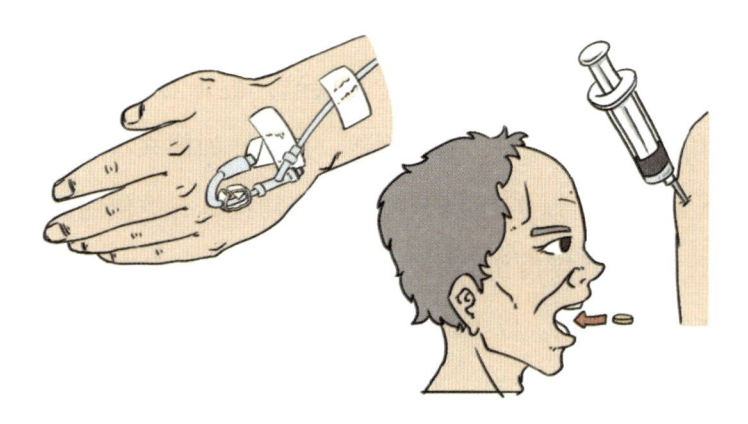

不同化疗药物的使用方式（如静脉输液、口服、肌内注射等）

◎ 化学药物作用机制

淋巴瘤的传统化疗药物多为细胞毒药物，通过不同药物组合达到杀伤不同时期的肿瘤细胞。它分为细胞周期时相特异性及非特异性药物。

❶ 阻碍脱氧核苷酸合成

通过阻碍脱氧核苷酸合成，干扰 DNA 的合成，如甲氨蝶呤、阿糖胞苷等抑制了 DNA 的合成，主要杀伤处于 S 期的细胞，属于细胞周期时相特异性抗肿瘤药。

② 烷化作用与 DNA 交叉联结

通过烷化作用与 DNA 交叉联结，破坏 DNA 的结构与功能，如环磷酰胺、噻替派等。此外，如博来霉素可使 DNA 断裂从而损伤 DNA。顺铂等药物也具有类似的烷化作用，由于直接损伤 DNA，所以对细胞周期各时项的细胞均有杀伤作用。以上均属于细胞周期时相非特异性抗肿瘤药。

③ 干扰核酸合成中的转录过程

干扰核酸合成中的转录过程，阻碍 RNA 的合成。典型的以蒽环类药物为代表，由于与 RNA、蛋白质合成有关事件在细胞周期各时相均有发生，故此类药物也属于细胞周期时相非特异性抗肿瘤药。

④ 抑制拓扑异构酶

抑制拓扑异构酶，影响 DNA 合成，引起 DNA 断裂。典型药物为依托泊苷，也属于非特异性抗肿瘤药。

⑤ 损伤纺锤体

损伤纺锤体，使有丝分裂停滞典型药物为长春碱类，抑制微管蛋白的聚合而影响纺锤体微管的形成，使有丝分裂停止于中期。

6 其他药物

淋巴瘤常用抗肿瘤药物还包括糖皮质激素，如泼尼松、地塞米松、甲泼尼龙等。大部分淋巴瘤治疗方案中是含有激素的，主要因为糖皮质激素可以起到杀伤淋巴细胞的作用。

◎ 淋巴瘤常用的化疗方案

淋巴瘤常见的治疗可分为诱导治疗、挽救治疗、姑息治疗等。随着医学的发展，化疗方案通常是根据既往已完成的临床试验或临床经验性用药的数据，结合患者病理类型、一般状况、合并基础疾病、药物可及性、经济水平等多因素，通过不同作用机制的药物联用获得不同的化疗药物组合。以下对常用的一些淋巴瘤化疗方案进行介绍（仅供参考，不作为治疗推荐）。

1 弥漫大 B 细胞淋巴瘤（DLBCL）

CHOP方案（C为环磷酰胺，H为蒽环类药物，O为长春碱类，P为糖皮质激素），联合靶向药物利妥昔单抗为目前国际通用的标准一线治疗方案。

② 霍奇金淋巴瘤（HL）

ABVD 方案（A 为蒽环类药物，B 为博来霉素，V 为长春碱类，D 为达卡巴嗪）。

③ NK/T 细胞淋巴瘤

含门冬酰胺酶或者培门冬酶的方案。

④ 中枢预防常用鞘内注射药物

阿糖胞苷、甲氨蝶呤、地塞米松。

◎ 化疗常见的不良反应

正常情况下，机体内正常细胞的死亡和生长是受到调控的，但肿瘤细胞的生长和增殖完全不受调控。而化疗药物就是要去杀伤这些处于生长增殖期的肿瘤细胞，但是它们无法做到精准识别，也会"误伤"机体处于正常增殖状态的细胞，这就是化疗药物常见不良反应的来源。

❶ 消化道反应

胃肠道黏膜由于增殖修复较快是最容易受损伤的，可表现为恶心、呕吐、食欲下降，少部分会出现腹泻等。若出现上述不适症状，大家无须紧张，止吐药物的发展及对各种化疗方案组合的致吐性分级管理，消化道的不良反应都在可控的范围内。

❷ 脱发

脱发是化疗期间常见的不良反应，尤其以含蒽环类药物（也就是大家常说的红药水）治疗淋巴瘤的化疗方案最为明显。而蒽环类药物又是霍奇金淋巴瘤和非霍奇金淋巴瘤一线治疗方案中不可替代的药物，所以脱发是没有办法完全避免的，但脱发只是化疗期间的短暂反应，待整个治疗周期结束后，头发是可以再生长出来的。

❸ 骨髓抑制

骨髓抑制表现为血常规检查中白细胞/中性粒细胞减低、血小板减低、血红蛋白减低（贫血）。骨髓抑制可能会引起相应的临床不良事件，如感染、出血、乏力。而骨髓抑制越严重，感染、出血的风险会相应增加。那么什么时候需要使用长效升白针、短效升白针、升血小板针及其他的对症药物呢？这需要结合患者情况、血象及肿瘤科医生的专科意见来进行相应的处理。

❹ 肝肾功损伤

大多数化疗药物是通过肝脏、肾脏进行代谢及排泄的，在超过机体脏器正常的处理能力的时候会表现出损伤的征象。常见的有肝功能异常表现为转氨酶升高或胆红素升高，肾功能异常表现为肌酐升高等，轻度的损伤通过一定的延缓化疗时间、对症支持治疗能恢复正常并继续使用，少见较重/严重情况下需专科门诊或住院治疗。

❺ 不同化疗药物的独特不良反应

除上述大部分药物引起的常见不良反应，有些药物有自己独特的不良反应，仍然需要关注。例如，蒽环类药物的心脏毒性，此类药物都有累积剂量上限，超过一定的剂量就不能再使用，需定期复查心脏彩超，警惕射血分数下降的情况；长春碱类药物的外周神经毒性，表现为四肢末端麻木感，少部分人会出现刺痛感；门冬酰胺酶的血脂、血糖及凝血功能紊乱等，用药期间需注意饮食，监测血的指标变化。医生会根据患者不适症状的严重程度及检验指标的异常，决定是否调整剂量或更换药物。

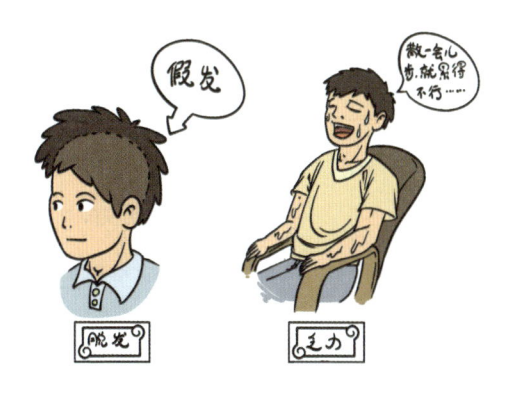

常见的化疗不良反应（如乏力、脱发等）

◎ 有了新药是否还需要化疗

随着靶向药物、免疫药物、CART细胞治疗等新药的上市，越来越多的人会问，一线治疗方案是否可以选用非化疗方案，直接选择新药治疗？回到本章节最开始，化疗是淋巴瘤综合治疗的基石，根据疗效、不良反应及经济学情况，化疗方案仍然是现阶段最重要的治疗手段，是无法被舍弃的。医生通过对患者一般情况充分评估，结合疾病的病理类型、危险因素分层选择最合适的以化疗为基础的治疗方案。靶向药物、免疫药物等新药更多是做到了"锦上添花"的作用，希望在基础的化疗方案上取得更佳的疗效及更长时间的生存，同时减少化疗相关的不良反应。所以现阶段化疗仍然是不可或缺的。当然，随着医学的发展，将来有一天或许不需要化疗也能治愈淋巴瘤,让我们拭目以待吧。

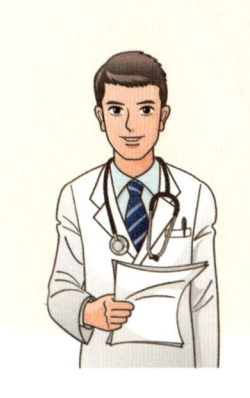

温馨提示

如不幸罹患淋巴瘤,不要惧怕化疗,在专科医生的指导下进行充分的治疗前评估、密切的治疗中监测及定期的治疗后随访。

二、靶向治疗

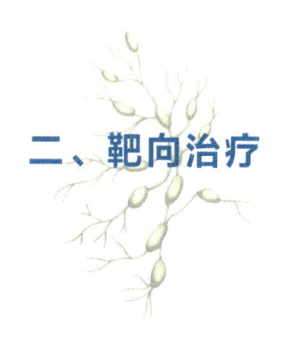

◎ 靶向治疗与化疗的不同

传统的化疗，是通过识别快速生长的细胞来杀伤肿瘤细胞，但其实人体内除了癌细胞，还有其他高速生长的细胞，如骨髓细胞、头发毛囊细胞等，因此化疗存在骨髓抑制、脱发等不良反应，有点"杀敌一千自损八百"的意思。

与化疗不同，靶向治疗药物可以通过与肿瘤细胞上表面的特定靶标结合，干扰癌细胞的生长和增殖过程。这些靶标可以是肿瘤细胞特有的蛋白质或其他分子，其在正常细胞中的表达量相对较低或不存在。靶向药物作用于这些靶标，可以通过多种方式，如阻断细胞信号通路、诱导细胞凋亡、抑制血管生成等。通过精确作用于肿瘤细胞的特定靶标，靶向治疗药物可以更有效地杀伤肿瘤细胞，同时最大限度地减少对正常细胞的损害。

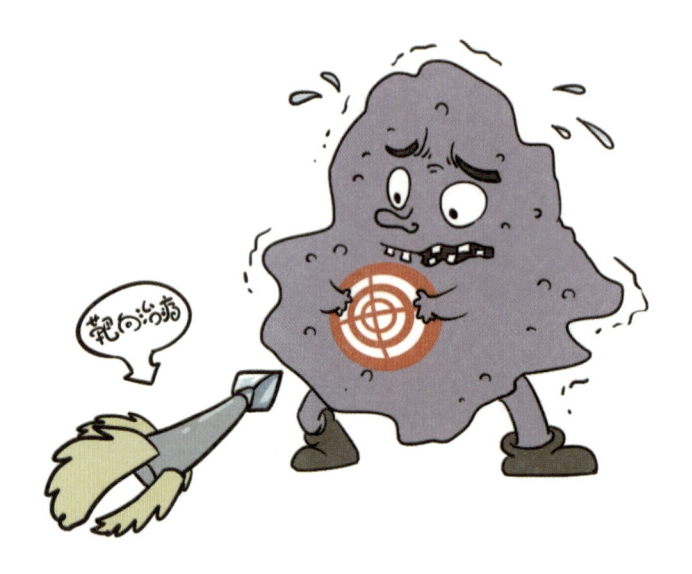

所以，如果说化疗药物是无差别攻击的"炸药包"，那么靶向药就像是具备精准目标识别能力的"巡航导弹"。

◎ **靶向药物的发展历程**

1997 年，美国食品药品管理局（FDA）批准的第一个靶向抗肿瘤药物就是针对 B 细胞淋巴瘤的单克隆抗体——利妥昔单抗，也就是人们熟知的"美罗华"。该药的出现，显著改善了 B 细胞淋巴瘤患者的生存情况，并开启了淋巴瘤领域靶向治疗的新时代。2004 年，美罗华在我国获得上市许可，为我国淋巴瘤患者带来了福音。然而，由于药价高昂，很多患者难以负担。2017年，美罗华纳入国家医保目录，其价格大幅下降，使得更多患者能够获得这种有效的靶向治疗。

近7~8年里，针对不同淋巴瘤亚型的靶向药物不断涌现。这些药物根据不同亚型的分子特征和靶点，实现了更为个体化的治疗策略，提高了治疗效果和患者生存率。尤其近3~5年来，我国在生物类似药制作和自主研发能力方面取得了重大突破。多种国产利妥昔单抗及新型靶向药物相继上市，为患者提供了更多的治疗选择和希望。

值得一提的是泽布替尼，这是一款由我国自主研发的新型BTK抑制药。该药物在复发难治套细胞淋巴瘤的治疗中表现出了令人瞩目的成果，有效率达到了84%。由此，泽布替尼成为第一个在美国获得上市批准的由我国自主研发的抗癌新药，这一突破意味着我国在抗癌药物研发方面从零到一的巨大进步。

这些国产药物的推出不仅缩小了药物供应的差距，还降低了药物的价格，使更多患者能够获得治疗。这为淋巴瘤患者带来了新的希望和生存的机会。

◎ 靶向药物的分类

目前已上市和正在研发的靶向药物种类很多，根据靶向药物作用方式和分子量大小不同，可分为大分子抗体和小分子抑制药两大类。

1 大分子抗体

目前市面上的大分子抗体以大分子单克隆抗体为主，是由人工合成的特定抗体，可以与癌细胞表面的靶标结合，识别和破坏癌细胞。它们常通过静脉注射给药，作用于肿瘤细胞表面的特定靶标。有些单克隆抗体可以标记癌细胞，使免疫系统能够更容易地识别和消灭这些细胞。有些单克隆抗体可以直接阻断癌细胞的生长或诱导其自我毁灭。有些单克隆抗体还可以携带毒素进入癌细胞内部，实现有针对性的杀伤作用。

但是随着研究的深入和技术的进步，人们发现单克隆抗体只能结合单一靶点，并不能很好地发挥作用。因此科学家们开始开发双特异性抗体，这类抗体可以结合两个不同的靶点，这样大大增加了药物对肿瘤细胞的识别和杀伤能力，并可减少由于脱靶效应导致的不良反应。但这类药物的开发难度较大，技术要求较高，因此还未广泛应用于临床。

目前常用于淋巴瘤治疗的大分子抗体如下。

• CD20 单克隆抗体，如利妥昔单抗和奥妥珠单抗，主要用于治疗 B 细胞淋巴瘤。

• CD30 单克隆抗体，如维布妥昔单抗（Brentuximab Vedotin），主要用于治疗霍奇金淋巴瘤和成熟外周 T 细胞淋巴瘤。

• CD79b 抗体耦联药物，如维泊妥珠单抗（Polatuzumab Vedotin），主要用于治疗弥漫大 B 细胞淋巴瘤。

• CD20/CD3 双特异性抗体，如 Glofitamab、Mosunetuzumab、Epcoritamab，主要用于 B 细胞淋巴瘤，已在国外上市。

• 针对其他靶点的药物，如 CD19、CD22、CD47、CD19/CD3 等，目前在临床试验阶段或逐步上市阶段。

2 小分子抑制药

小分子抑制药是一类分子量较小的化合物，通常为口服制剂，需每天用药。它们主要作用于细胞内部的靶标，干扰癌细胞的信号传导和增殖过程。小分子抑制药可以选择性地抑制癌细胞中特定的分子，如激酶或其他蛋白质，从而阻止癌细胞的生长和扩散。

目前常用于淋巴瘤治疗的小分子抑制药主要包括以下几种。

• BTK 抑制药,如伊布替尼、泽布替尼、奥布替尼等,主要用于治疗 B 细胞淋巴瘤。

• HDAC 抑制药,如西达本胺,主要用于治疗成熟外周 T 细胞淋巴瘤。

• PI3K 抑制药,如林普利塞等,主要用于治疗滤泡性淋巴瘤。

• 针对其他靶点,如 EZH2 抑制药、SYK 抑制药、核输出抑制药等,也在临床试验或逐步上市当中。

◎ 哪些患者适合靶向治疗

对于淋巴瘤患者来说,选择适合的靶向治疗需要综合考虑淋巴瘤的具体类型、分子标志物表达情况以及疾病治疗的阶段等多个因素。但需要明确的是,靶向药物并不能包治百病,目前为止也不能完全替代化疗,对于大部分淋巴瘤一线治疗方案中,靶向治疗主要起锦上添花的作用。因此具体适合哪种靶向药物,是否需与其他治疗方式(如化疗、放疗等)联合,需要专科医生评估患者的综合情况后再判定。

◎ 靶向治疗也会耐药

靶向治疗在淋巴瘤治疗领域取得了巨大的突破,疗效显著。然而,令人遗憾的是,靶向治疗同样也面临耐药性的问题。靶向药的耐药性是指肿瘤对药物的治疗效果逐渐减弱或完全丧失的现象。靶向药的耐药性通常分为以下两种方式发生。

① 获得性耐药

获得性耐药是靶向药物治疗中常见的一种耐药机制。当肿瘤接受靶向药物治疗后,为了逃避药物的作用,肿瘤细胞会产生其他基因突变,抑制靶向药对原靶点的治疗效果。这些基因突变可以导致原本敏感的肿瘤细胞对药物产生抗药性,从而使治疗效果减弱或失效。

② 原发性耐药

除了获得性耐药外,原发性耐药也是一种重要的耐药机制,称为天然耐药。在部分患者中,尽管存在靶点突变,但由于存在其他天然突变,使得靶向药在短时间内失效。这种天然耐药的存在使得一些患者无法获得有效的靶向治疗。

当靶向药物失效时，肿瘤生长将无法被有效控制，导致肿瘤增大或扩散至其他部位，这会使患者的病情继续恶化。因此，在应用靶向药物期间，定期进行影像学检查以评估肿瘤变化的情况至关重要。只有通过及时发现耐药现象，才能调整治疗方案，阻止疾病的进一步发展。

目前科学家们也在积极寻找应对耐药的方法，如联合治疗，或者寻找新的治疗靶点等，有望提高靶向治疗的持久性和疗效，为患者带来更好的治疗结果。

◎ 靶向药物是否没有不良反应

前边我们提到，靶向药物就像"巡航导弹"，可以定向打击肿瘤细胞，那是不是靶向治疗就没有不良反应呢？其实并非如此。

相较于传统化疗，靶向治疗不良反应较少，但不是没有，靶向药物有它相对独特的不良反应。这些不良反应可能因药物不同而异，包括但不限于免疫反应、皮肤反应、胃肠道不适、血液系统异常等。以常用的CD20单抗为例，这类生物制剂在首次输注时可能引发过敏反应、发热和寒战等。此外，由于CD20单抗也会清除正常的成熟B细胞，导致免疫力下降，使患者容易发生感染。小分子抑制药，如 BTK 抑制药，常见的不良反应有感染、皮疹、腹泻、出血等，少数患者可能会因为难以耐受不良反应而停药。因此，在进行靶向治疗时，仍需密切监测病情的变化及药物的耐受性，根据情况及时调整治疗方案，以最大限度地减少不良反应。

◎ 展望

淋巴瘤的靶向治疗作为一种相对精确的治疗方式，具有重要的意义和巨大的潜力。目前，靶向治疗领域正处于快速发展阶段，不断涌现出新的研究和进展。新的靶向药物、联合治疗方案及免疫治疗等领域的研究成果正在不断推动治疗效果的提高和患者生存率的改善。

对于淋巴瘤患者和医学界来说，关注和积极推动靶向治疗的发展非常重要。患者可以寻求医生、癌症组织和网络资源的支持，了解最新的靶向治疗信息，可以向医生咨询是否有适合自己的临床试验，并了解参与的条件和风险。通过参与临床试验，患者不仅可以获得最新的治疗方法，还可以为科学研究的进展做出贡献。

三、放射治疗

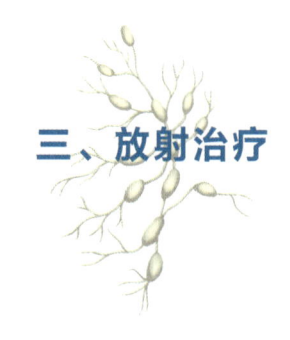

放射治疗（放疗）起源于 X 线的发明，是通过电离射线治疗疾病，特别是各类恶性肿瘤的临床学科，被誉为"隐形手术刀"。放疗可通过电离辐射，破坏细胞核中的 DNA，使细胞失去增殖能力，达到杀死肿瘤细胞的目的。放射治疗的参与人员有放疗医师、放疗物理师和放疗技师等。2014 年世界卫生组织统计结果显示：目前癌症的治愈率为 55%，其中放射治疗的贡献率为 22%。

放疗发展至今，已有百年历史，随着医学技术的发展，放疗也逐渐进入了精准时代，随着精准放疗的出现，可以保证高剂量聚焦到肿瘤局部，更好的保护周围的正常组织，提高整体治疗有效率，降低治疗相关的不良反应。

目前多学科综合治疗是淋巴结治疗的趋势，其目的是发挥各学科的优势共同为患者制订最佳的治疗策略，而对于是否需要接受放疗，医生会基于病理类型、具体分期及对系统全身治疗的耐受情况做出综合判断，会进行多学科

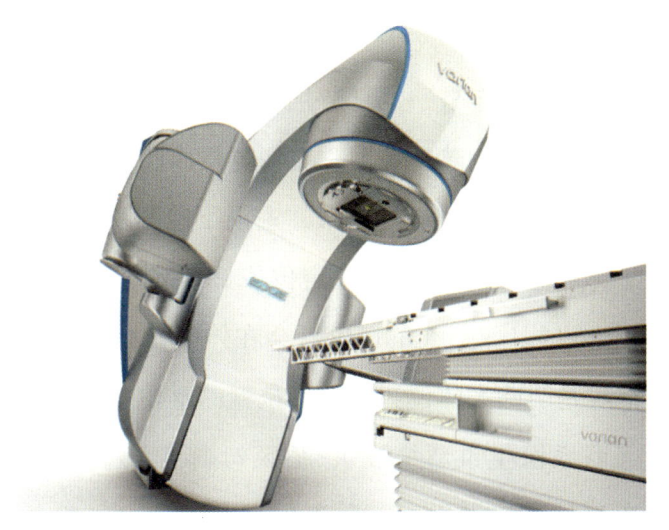

放疗利器 - 直线加速器

会诊以判断放疗的适应证。

根据放疗的目的和作用，可将淋巴瘤放射治疗的适应证大体分为：①根治性放疗；②综合治疗的一部分；③化疗不能耐受或抗拒、残存病灶的挽救治疗；④姑息放疗。

根据放疗的照射范围，淋巴瘤的放疗野包括：①全淋巴结和次全淋巴结照射（total lymphoid RT），就是基于淋巴结分区进行的大范围照射；②受累野照射（involved-field RT），照射范围为淋巴瘤侵犯的整个淋巴结区；③受累部位/受累淋巴结照射（involved site /involved node RT），照射范围为基于放疗前后影像学检查明确的淋巴瘤累及范围，适当进行外扩形成。随着对淋巴瘤患者的治疗疗效及生活质量需求的日益提升，放疗野和放疗剂量也在持续优化。

放疗准备工作是一个复杂且环环相扣的过程，包括体膜制作（常规应用热塑体膜，类似方便面，用热水浸泡后为软膜，可根据人体轮廓塑形，室温下冷却后变硬）、CT定位（部分患者需联合MRI定位或PET定位，以便于精准识别淋巴瘤区域，CT定位后会在体表勾画标记线，这些标记线是明确人体位置和肿瘤位置的重要参考，如标记不清需联系医生重新描线）、靶区勾画（需勾画肿瘤区、高风险区域、正常组织，需逐层进行勾画，一般会勾画20～60层）、计划设计等多个步骤，同时在放疗期间会应用锥形束CT（CBCT，CT的一种，快速扫描出CT图像，需与CT定位的图像进行重合比对，只有误差在要求范围内方可开始治疗，一般误差在5mm以内）监测肿瘤区域及正常组织的位置，以保证精准放疗的实施。

目前主流的放疗方案包括三维适形放疗和适形调强放疗。三维适形放疗是利用CT定位图像重建肿瘤的三维结构，通过适形挡铅在不同方向设置与病灶形状一致的照射野（类似于在各个角度进行的素描画），以达到精准治疗目的。适形调强放疗（IMRT）是三维适形放疗的一种，它在三维适形的基础上对照射野内的剂量强度进行调整（类似水彩画，在轮廓的基础上对照射野内的剂量进行调节），最终虽然单个辐射野内剂量分布是不均匀的，但是可以达到肿瘤区的剂量较高且均匀而周边正常组织的剂量相对较低的效果。

放疗开始前，放疗科医师会对放疗接受放疗的患者进行一次系统的谈话，会告知放疗的获益及放疗可能引起的不良反应，告知放疗期间的注意事项及随诊随访事宜，最终会签署相应知情同意书，然后再进行放疗；因为每个患者的放疗方案都是个体化的，所以在放疗期间其他患友的经验和建议仅供参考，有问题有情况还是建议尽快与主管医师进行沟通。

在放疗过程中，会对发生在不同部位的淋巴瘤进行个体化的注意事项告知；对于发生在头颈部的淋巴瘤，在放疗前建议口腔科就诊，明确有无龋齿及患牙并进行相应处理（建议拔除龋齿或松动的牙齿，因放疗会影响局部血供，放疗后拔牙有感染及骨坏死风险），在放疗过程中应摘掉义齿、金属牙以减少口腔黏膜反应；在放疗中应保持照射部位的清洁，对于发生在鼻腔或鼻咽部的淋巴瘤，应定期进行鼻腔冲洗，如鼻腔干燥可应用水、无菌石蜡油保持湿润，对眼、耳、鼻可滴入抗生素预防及治疗感染，同时需多饮水，加强口腔卫生，每天勤漱口，每次饭后可用软毛牙刷刷牙；同时在放疗期间勤锻炼张口、转颈。对于发生在胸部的淋巴瘤，在放疗过程中建议口服细软食物，避免进食刺激性食物及烟酒，如放疗期间出现吞咽疼痛及吞咽困难时，应及时联系医生进行对症处理，同时在放疗期间注意有无胸闷憋气、刺激性干咳症状，应尽量保持居住环境空气的湿润清洁。对于发生在腹盆部的淋巴瘤，在放疗期间可适当口服保护胃肠道黏膜药物，避免出现腹泻腹胀，每天监测进食及排便情况，监测体重。需要注意的是，部分接受放疗的淋巴瘤患友肿瘤体积较大，而淋巴瘤对放疗相对敏感，故在放疗初期需要多饮水排尿，甚至需要静脉输液及利尿药，同时服用碳酸氢钠及别嘌呤醇，以免出现肿瘤溶解综合征（包括电解质紊乱、恶心呕吐、心律失常等一系列表现）。与此同时，在放疗期间，需要定期的监测血常规和肝肾功能，这些需通过抽血化验检测。

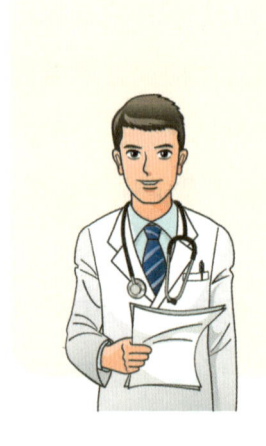

温馨提示

很多常见的放疗相关不良反应一般会在放疗结束后 2~3 周逐渐减轻甚至消失，所以不要有太大心理压力，但也不要在放疗刚结束就完全放飞自我。

放疗期间，患友们需要注意衣食。各部位的淋巴瘤在放疗期间都有发生放射性皮炎的风险，故建议放疗期间穿着柔软内衣，避免粗糙衣物摩擦。对于颈部放疗的患友，建议应用大领口衣服；外出时应予以遮挡，避免日光直晒；腋窝、腹股沟等多汗区域的皮肤应保持干燥，清洁照射野的皮肤建议用温水，自然风干或柔软毛巾沾干。在饮食方面，注意色香味搭配，少食多餐，鼓励患友加强营养，因头部放疗时可出现嗅觉、味觉异常，故应注意营养搭配。胸部放疗时，可能会发生放射性食管炎，表现为进食不顺及进食疼痛，继而导致进食量减少，此时建议进食软烂食品或半流食，必要时口服镇痛药。腹盆腔接受放疗时，因容易出现腹泻，建议应用少渣、低纤维饮食，避免吃易产气的食物。

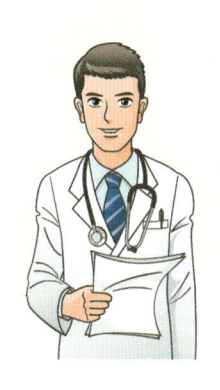

温馨提示

放疗过程中，要对患者的生理、心理进行必要的调理和改善，家属的陪伴和鼓励也是患者顺利完成全部放疗疗程的重要一环。

与此同时，放疗过程中家属应注意患者的心理健康问题，避免患者出现悲观、焦虑情绪，注意适当休息，保证充足睡眠，可鼓励患者通过看电视、听音乐放松心情，如发现治疗过程中患者出现消极情绪应及时干预，必要时需前往心理或康复门诊就诊。

在放疗刚结束时，局部可能会有炎症反应或水肿，此时进行复查会造成部分假阳性结果，如 CT 仍提示有肿物、PET-CT 提示标准摄取值（SUV）代谢较高，故放疗后建议休息 1 个月再进行复查评效，而放疗后的疗效可持续时间多在 3 个月以上，故等待复查期间不用太过紧张。

四、造血干细胞移植

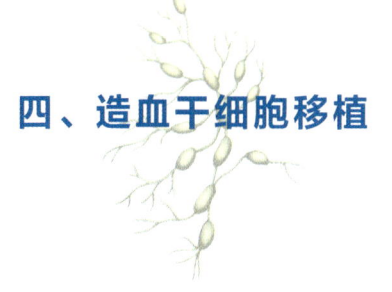

◎ 概述

大家一定对造血干细胞移植有所耳闻。对于淋巴瘤患者来说，造血干细胞移植是淋巴瘤延长缓解时间，乃至达到治愈的重要治疗手段。绝大部分需要移植的淋巴瘤患者接受的是自体造血干细胞移植，而一小部分复发难治或高危的淋巴瘤患者则需要接受异基因造血干细胞移植。

造血干细胞移植的过程大致是这样的。患者需要先接受超大剂量的化疗（少部分淋巴瘤患者预处理方案需化疗联合放疗），休息1~2天后，再将提前采集好的造血干细胞的回输进体内。如果提前采集的造血干细胞来源于患者自己，则称为自体移植。如果造血干细胞来源是他人捐献，则称为异基因移植。超大剂量的化疗在杀灭肿瘤细胞的同时，也会杀伤患者自身的骨髓造血干细胞和其他正常细胞。因此，在化疗后会出现一段时间的严重血细胞减少及各种不良反应。与此同时,由于造血干细胞有"归巢"的特性,这些细胞在回输以后,会自己返回到骨髓中,并逐渐重新建立造血功能,使患者的血细胞逐渐恢复。整个移植过程建议在百级层流的正压移植病房(也叫"移植仓")进行(温馨提示:正压层流病房可以确保患者呼吸的空气是经过过滤的,且房间外被病原污染的空气不会流进患者房间内)。以上就是造血干细胞移植的简要过程。

对于自体造血干细胞移植来说,其杀灭肿瘤细胞的疗效来自于回输前超大剂量化疗,而异基因造血干细胞移植除了超大剂量化疗带来的疗效,回输别人的造血干细胞会分化成各种免疫细胞,这些免疫细胞会产生"移植物抗肿瘤"作用,来帮助杀灭受者体内残余的肿瘤细胞。

◎ 造血干细胞移植适合哪些淋巴瘤患者

哪些淋巴瘤患者需要接受自体造血干细胞移植呢?在接受一线治疗以后获得缓解的初治患者中,经典型套细胞淋巴瘤、高危初治弥漫大B细胞淋巴瘤(IPI评分4~5分、原发或继发中枢神经系统淋巴瘤、存在双打击或三打击)、存在高危因素的成人伯基特淋巴瘤患者、部分淋巴母细胞淋巴瘤、外周T细胞淋巴瘤(IPI评分≥2分)、进展期的

NK/T细胞淋巴瘤患者适合进行自体造血干细胞移植，以达到巩固疗效、更彻底的清除体内残留肿瘤的目的。而在化疗效果欠佳，出现复发或难治的患者中，复发难治霍奇金淋巴瘤患者及复发难治弥漫大B细胞淋巴瘤患者，在挽救治疗有效后需要进行自体造血干细胞移植。复发难治外周T细胞淋巴瘤患者、难治滤泡性淋巴瘤1～2级患者、难治边缘区淋巴瘤患者、复发难治转化惰性淋巴瘤患者在病情允许时也可考虑进行自体造血干细胞移植。

少部分对化疗不敏感、骨髓持续存在肿瘤细胞或复发风险极高的淋巴瘤患者，则不适合进行自体造血干细胞移植，而需要进行异基因移植。异基因移植相对于自体移植而言风险更高，但治疗效果可能更好。

◎ 造血干细胞的动员及采集

对于接受自体造血干细胞移植的患者来说，造血干细胞来源于患者自身。患者需在化疗获得一定程度缓解且确认骨髓没有肿瘤细胞的前提下，进行自体造血干细胞的动员和采集。对于造血干细胞的健康供者来说，动员采集过程更加简单一些。

所谓造血干细胞动员，就是通过使用动员药物，使骨髓中的造血干细胞大量增殖，并从骨髓释放到外周血里，以便于从外周血中采集干细胞。目前的干细胞动员、采集技术已经十分成熟，绝大部分患者（也包括骨髓的健康供者）是通过外周血采集干细胞的，而不需要进行骨髓穿刺，抽取骨髓中的造血干细胞，大大减轻了采集过程中的痛苦。

目前临床上常用的干细胞动员方法有两种：①化疗后动员，即在常规化疗后粒细胞降至最低点时给予患者动员剂量的粒细胞集落刺激因子（G-CSF，一般为 10μg/kg），待外周血单个核细胞升高后进行干细胞采集。这种方法的优点在于可以在采集干细胞之前进一步杀伤肿瘤，且有助于动员的干细胞达到峰值。缺点是化疗后粒细胞减少期间感染风险高、血小板水平低及贫血会影响干细胞采集顺利进行，同时每个人干细胞增殖的速度不尽相同，捕捉采集干细胞时机的难度较大。②稳态动员，即不予化疗，在患者淋巴瘤化疗结束，骨髓得到充分休息、造血功能恢复后，再给予 G-CSF 的动员方法。这种方法的优点是采集干细胞的时间点相对固定、对患者骨髓储备功能要求更加宽松，缺点是需要等骨髓功能从上一次化疗中恢复，等待过程中肿瘤有复发或进展的可能。目前临床上需根据患者的具体情况，由医生决定使用哪种动员方法。

无论使用哪种方法，在使用 G-CSF 动员效果不佳时，都可以考虑联合干细胞动员剂（干细胞动员剂属于 CXCR4 可逆性拮抗剂，干细胞动员效果强，但价格昂贵，一般用于 G-CSF 动员效果不佳的患者）增加干细胞采集成功率，但动员剂价格昂贵，目前不是临床的常规方法，一般作为干细胞动员失败的补救措施。

当干细胞动员成功，即外周血的 $CD34^+$ 细胞达到满意水平，就可进行干细胞采集了。采集过程对于患者来说类似于献血和输血。首先需给患者置入一根深静脉导管（常使用股静脉、颈内静脉管），以便采集细胞（如果仅通过外周静脉或 PICC 导管进行干细胞采集，会有采集血流量不足，以至堵塞管路、采集失败的可能）。置入深静脉管后，患者进入细胞采集病房，医务人员将深静脉管接入采集管路，并连接到血细胞分离机上，将患者的静脉血引流进分离机中，经过机器分离，收集患者血液中的单个核细胞（其中就包含大量的造血干细胞），并将剩余的血液再通过管路输回患者体内。采集过程每天一般持续 3~4h，需采集 2~4 天。大部分患者采集过程中不会有明显的不适。常见的不良反应包括采集过程中血压降低、低血钙等，绝大部分是可以预防和控制的。

干细胞采集成功后需要进行造血干细胞浓度的测定，一般认为采集物中的单个核细胞计数需要达到 2.0×10^8/kg，$CD34^+$ 细胞计数需要达到 2.0×10^6/kg。这样的采集物才是合格的采集物。采集物会被冷冻在 -80℃的冰箱或液氮中，以备后续移植使用。

干细胞的动员与采集受到的影响因素很多，包括年龄、性别、化疗方案、动员前的化疗次数、既往使用过的化疗及靶向药物等。一般而言，年龄越大、既往化疗次数越多的患者骨髓的造血储备能力越差，外周血干细胞动员的难度也就越大，采集失败的可能性越高。

◎ 自体造血干细胞移植的完整过程

自体造血干细胞移植是绝大部分需要进行移植的淋巴瘤患者的首选方案。因其疗效确切、安全性良好、移植相关死亡率低、技术难度小于异基因移植等特点，目前全国许多医院都已经开展了自体造血干细胞移植，许多有经验的医学中心自体移植的工作流程已非常成熟，相应并发症的处理措施也已经十分完备。异基因造血干细胞移植与自体移植的过程相似，但移植相关并发症多、死亡率较高，技术门槛高，全国仅少数医学中心有能力开展，在此不做深入介绍。现将自体移植的具体过程介绍给大家。

- 动员并采集自体造血干细胞（见上文）。
- 完成全部移植前化疗并评估肿瘤处于相对缓解状态，能达到完全缓解（CR）则为最佳，一部分淋巴瘤（如霍奇金淋巴瘤）达到部分缓解（PR）也可考虑进行自体移植。
- 确认身体各个部位无活动性感染（包括眼、耳鼻咽喉、口腔、肛周的急慢性感染性疾病，女性需排除妇科感染），评估重要脏器（主要是心、肺、肝、肾）的功能无明显异常。
- 进移植病房前5～7天开始口服预防感染的药物（常见的移植前口服药物包括制霉菌素、磺胺类药物、庆大霉素、更昔洛韦等。育龄期女性还会服用口服避孕药以推迟月经，减少移植期间出血风险）。其中一些口服药物不经过肠道吸收，可以有效降低肠道的真菌、细菌数量，减少移植期间肠源性感染的发生（称为肠道准备）。
- 正式进入移植仓，进行回输前超大剂量化疗（称为预处理化疗），化疗后休息1～2天进行自体造血干细胞回输。回输后等待造血干细胞归巢并重建骨髓功能，外周血的血细胞恢复。等待骨髓功能重建的过程中需要处理许多的并发症。从正式进仓到顺利出仓，大部分患者需要3～4周，不同患者的骨髓功能恢复速度不同。一般在患者未经输血支持的情况下，粒细胞稳定于 1.5×10^9/L 以上，血小板稳定于 30×10^9/L 以上，血红蛋白稳定于 70～80g/L 以上时，认为患者干细胞植入成功，初步完成骨髓造血功能重建，可以出层流病房或出院回家。

- 出院后随访，需要每周复查血常规，监测患者骨髓功能恢复情况。移植出仓 6 周后，完善影像学检查，复查明确淋巴瘤缓解状况，根据患者缓解情况，决定后续治疗及随访方案。

◎ 自体造血干细胞移植的预处理化疗方案

在此简要列举临床上常用的淋巴瘤自体干细胞移植的预处理化疗方案。

- BEAM：卡莫司汀、依托泊苷、阿糖胞苷、美法仑。
- BEAC：卡莫司汀、依托泊苷、阿糖胞苷、环磷酰胺。
- CBV：卡莫司汀、环磷酰胺、依托泊苷。
- TBI/Cy：全身放射线照射、环磷酰胺。
- BCNU-thiotepa：卡莫司汀、塞替派。

其中 BEAM/BEAC/CBV 预处理方案可应用于绝大多数淋巴瘤患者自体移植预处理化疗，临床上可以根据既往患者的治疗方案、不良反应、经济条件的因素来进行个体化选择。TBI/Cy 的预处理方案主要用于淋巴母细胞淋巴瘤和 NK/T 细胞淋巴瘤患者的自体移植前预处理。含有塞替派的 BCNU-thiotepa 方案主要用于原发中枢神经系统淋巴瘤患者的自体干细胞移植治疗。

◎ 自体造血干细胞移植期间常见不良反应及患者注意事项

大部分患者谈及造血干细胞移植，都会顾虑其不良反应，但其实绝大部分自体移植的不良反应是可防、可控的，极少有患者因为自体移植而死亡。现将自体移植常见的不良反应介绍给大家。

总的来讲，造血干细胞移植期间存在的不良反应和化疗期间的不良反应类似，但因为移植的预处理化疗剂量远高于常规化疗，因此不良反应会更重。最常见的不良反应是骨髓抑制，这也是造血干细胞移植过程中必然会出现的。

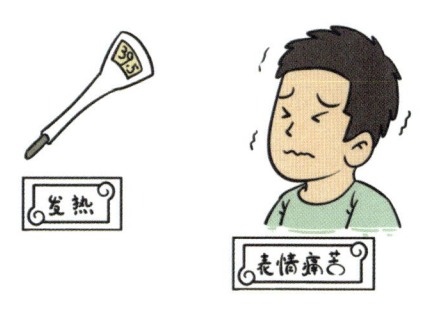

骨髓抑制主要表现在血常规上,患者会出现白细胞减少、血小板减少及贫血,持续时间一般为10~14天。骨髓抑制期间患者可能会出现感染(最常见的是肠道感染,呼吸道、泌尿系、皮肤、软组织感染也并不少见。大部分是细菌感染,真菌、病毒感染也时有发生),医生会在常规的口服药预防感染的基础上,再根据患者不同的症状,给予静脉抗生素预防感染。对于骨髓移植期间有明显发热的患者,医生会使用很强的抗生素治疗感染,避免出现感染中毒性休克以至于危及生命。骨髓抑制期间患者可能会出现出血,尤其是血小板低于 30×10^9/L 时更易出现。出血部位多为鼻腔、口腔,大部分经过按压、填塞是能够止血的。少部分患者会出现鼻出血不止或消化道等内脏出血,这时就需要使用各种药物来进行止血治疗。对于已经有出血或血小板极低的患者,医生会给患者输注血小板来避免出血。大部分移植患者贫血不会太重,给予输红细胞治疗都能很好的纠正。

还有一种不良反应是几乎所有患者都会经历的,那就是消化道反应。大部分患者对于移植的恐惧也来源于此。消化道反应主要包括纳差、反酸、腹胀、恶心、呕吐、腹痛、腹泻等。症状表现因人而异,程度或轻或重。恶心、呕吐症状严重的患者可能会不能进食,需要静脉输营养液。

所有患者在预处理化疗时都会口服强效止吐药，以减少恶心、呕吐的发生。对于腹泻比较严重的患者，医生会给予止泻治疗，有的患者还会预防性使用静脉抗生素。一般消化道反应会在预处理化疗结束后5~7天恢复，但其过程相对骨髓抑制而言更加难受，这也是大部分做自体移植患者最难熬的不良反应。

其他自体移植期间相对少见的不良反应包括肝功能损伤、肾功能损伤、肺间质损伤、心肌损伤、细胞植入延迟等。这些反应大部分经过积极的治疗是可以得到控制并恢复的。

最后就是移植期间患者需要注意的一些细节。移植前需要修剪头发（预处理化疗后会脱发），进移植仓时需要先泡药浴全身清洁，化疗期间及化疗后因为胃肠道功能受损，建议清淡饮食、适当减少每一餐的食量。化疗期间需要多饮水多排尿，确保化疗药的代谢产物尽快排出体外。每日要保持口腔、皮肤、肛周、外阴的清洁。在移植仓中可以做些低强度的娱乐活动，如玩手机、看电视、读书、听音乐等，保持情绪稳定，避免过度焦虑，有问题积极与医生、护士沟通。祝每一位移植患者都能平稳度过在移植仓中的时光。

五、细胞治疗

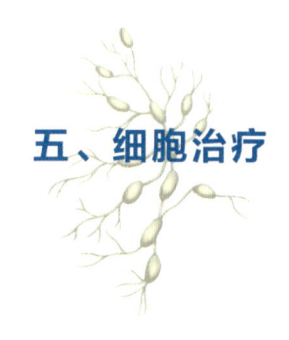

前面我们已经对淋巴瘤的化疗、放疗、自体造血干细胞移植等传统治疗方法有了大致了解。对于接受传统放化疗的淋巴瘤患者，即使达到临床上常常提及的疾病完全缓解，也并不意味着和肿瘤彻底说再见。患者体内仍然可能残存许多恶性肿瘤细胞，只不过常规的血液学或影像学检查难以发现它们。因此，仍会有部分淋巴瘤患者经历疾病复发。对于这些患者，传统放化疗效果往往相对较差，如何改善其生活质量、延长生存期是亟须解决的问题。

进入 21 世纪后，免疫治疗异军突起，在肿瘤治疗中展现了优异的临床前景，淋巴瘤的细胞治疗作为免疫治疗的一部分，得到了广泛的关注和深入的研究，在一部分患者中，细胞治疗显示出了不劣于传统联合化疗和自体造血干细胞移植的疗效及良好的安全性，也被认为是一种有望彻底消灭癌细胞的治疗手段。目前，在国内外已经有多款细胞治疗商品实现了产业化并在临床得以应用。

◎ 什么是细胞治疗

细胞治疗，又称细胞免疫治疗、过继性细胞免疫疗法，指通过收集免疫细胞，在人体外通过技术手段进行改造，使其能够更加精准的识别肿瘤，或者是增强其对肿瘤的杀伤能力，再将改造后的细胞回输到患者体内，从而达到消灭肿瘤细胞的目的。细胞治疗包括自然杀伤细胞治疗、树突状细胞-细胞因子诱导的杀伤细胞免疫治疗、细胞毒性T淋巴细胞免疫治疗、嵌合抗原受体T（CAR-T）细胞免疫治疗等。

在淋巴瘤领域，细胞治疗通常指CAR-T细胞治疗。CAR-T细胞治疗是通过生物技术改造并获得特异性识别和杀伤肿瘤细胞的T淋巴细胞的一种治疗手段。医生从患者自身或者捐赠者的血液中收集T淋巴细胞，通过基因工程技术将嵌合抗原受体（CAR）引入T淋巴细胞。嵌合抗原受体可以起到类似于导航系统的作用，成功装载了CAR的T淋巴细胞，在回输到患者体内后，能够更加精准地辨认出细胞，并通过CAR将肿瘤细胞牢牢抓住，从而起到高效杀伤肿瘤的治疗作用。在部分淋巴瘤患者中，CAR-T细

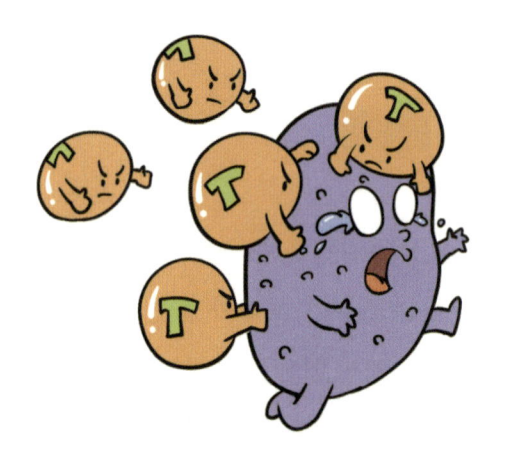

T细胞利用"CAR"抓住肿瘤细胞

胞通过自身的增殖长期存在，可以发挥持续的抗肿瘤作用，为彻底消灭患者体内的淋巴瘤细胞带来了希望。

◎ 淋巴瘤细胞治疗的临床过程

① CAR-T 细胞治疗的患者筛选

临床上应用于治疗淋巴瘤的 CAR-T 细胞可分为两大类：已经获批上市、形成产业的商业化 CAR-T 细胞产品，以及尚在临床试验阶段、仍在验证安全性和有效性的 CAR-T 细胞产品。

目前，国内临床获批的 CAR-T 细胞产品包括阿基仑赛和瑞基奥仑赛，在美国食品药品管理局获批的 Tisagenlecleucel（tisa-cel）和 Brexucabtagene autoleucel（brexu-cel）尚未引入国内。商业化 CAR-T 细胞产品的适应证包括复发难治的大 B 细胞淋巴瘤成人患者、复发难治的滤泡性淋巴瘤成人患者等，对患者自身条件的限制相对宽松，高龄、一般状况差、器官储备功能差的部分患者也可以通过筛选。

临床试验阶段的 CAR-T 细胞产品种类则更加丰富，除了用于治疗最常见的大 B 细胞淋巴瘤和滤泡性淋巴瘤，对于套细胞淋巴瘤、伯基特淋巴瘤、T 细胞淋巴瘤等病理类型的患者也可以找到相应的 CAR-T 细胞临床试验。但是，临床试验对患者的筛选相对挑剔，对患者的年龄、一般状况、病理类型、肿瘤负荷、心肺功能、肝肾功能及伴随疾病等都有严格的纳入和排除标准。

筛选出合适的患者后，医生会用机器从患者或捐献者的外周血中分离出 T 淋巴细胞，由公司或者研究者对采集到的 T 淋巴细胞进行改造及培养，这一过程通常需要 2 周左右的时间，当 CAR-T 细胞产品制备完成并且细胞检测合格后，临床上就可以准备正式回输 CAR-T 细胞了。

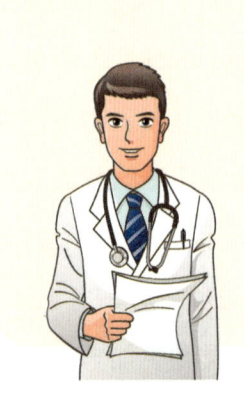

温馨提示

细胞产品的制备需要专业的人员及规范化的制备流程，咨询细胞治疗时，请选择得到授权的医院或专业的研究机构，切忌贪图小利。

❷ CAR-T 细胞的回输

CAR-T 细胞产品制备完成后，患者需要在 CAR-T 细胞回输前一周接受清除淋巴细胞的预处理治疗，通常简称为清淋预处理。清淋预处理是通过化疗（最广泛应用的是环磷酰胺联合氟达拉滨的化疗方案），清除患者体内原有的淋巴细胞，为 CAR-T 细胞回输后在患者体内的增殖创造良好的微环境。也有研究显示，清淋预处理可能增强 CAR-T 细胞对肿瘤细胞的识别能力，带来更好的治疗效果。

清淋预处理结束后，患者通常需要休息 2～3 天，随后正式回输 CAR-T 细胞。回输过程与输注血制品相似，在核对患者信息、CAR-T 细胞产品信息及质量后，患者需接受静脉注射葡萄糖酸钙或肌内注射盐酸异丙嗪等抗过敏预处理，以减少输注过程中可能出现的过敏反应。抗过敏预处理半小时后，患者需在严密的心电监护下回输 CAR-T 细胞，回输开始时应缓慢滴注，确保患者没有不良反应后，可以在回输开始 10min 后提高滴注速度，确保 CAR-T 细胞在半小时内回输完成。

❸ CAR-T 细胞治疗的疗效及监测

成功回输 CAR-T 细胞并不意味着治疗的结束。患者仍需要定期复查，监测 CAR-T 细胞增殖情况以评估疗效。

对增殖情况的监测在回输后的 1 个月内需要频繁进行，医生或研究者通常在回输后的第 4、7、10、14、21、28 天或视患者病情变化，采集患者的外周血，检测 CAR-T 细胞增殖情况，其结果可以帮助医生或研究者预测患者的疗效及可能发生的不良反应，从而提前制订相应的治疗策略。

对治疗效果的评价通常在回输后第 28 天进行，PET-CT 是最常用的检测手段。如果患者达到了部分缓解（PR）或者完全缓解（CR），则代表 CAR-T 细胞治疗取得了初步的胜利，这部分患者在随后的 1 年内，推荐至少每 3 个月进行 1 次随访，随访内容包括影像学检查及 CAR-T 细胞增殖情况，接下来的1年内，则推荐至少每6个月进行1次随访。

淋巴瘤细胞治疗的疗效已经在多项大型临床试验和真实世界研究中得到了验证。对于复发难治淋巴瘤患者，传统治疗的效果通常较差，而无论是国内还是国外的临床数据，CAR-T细胞治疗均取得了引人注目的效果，其有效率为60%～70%（甚至更高），部分临床试验中，总有效率更是达到了惊人的80%～90%，即使在患者筛选条件宽松的真实世界研究中，CAR-T细胞治疗的有效率也在50%以上。长期随访中，CAR-T细胞治疗也有着优异的表现，患者5年的总生存率和疾病控制率可以达到40%甚至更高。CAR-T细胞治疗的出现与发展，对于淋巴瘤的治疗，无疑是里程碑式的事件。

❹ CAR-T 细胞治疗的毒性及管理

CAR-T细胞治疗的过程并不是无往不利的，细胞产品回输之后，患者仍要面对诸多不良事件的挑战，最常见的不良事件包括细胞因子释放综合征、神经毒性、血细胞减少症等。

（1）细胞因子释放综合征（CRS）

CRS又称细胞因子风暴，当CAR-T细胞回输到患者体内，成功识别并"抓住"肿瘤细胞后，其自身会迅速活化并增殖，在杀伤肿瘤细胞的同时，释放出大量的细胞因子。这些细胞因子又会进一步地激活患者体内的淋巴细胞、巨噬细胞、血管内皮细胞等，使它们同样释放细胞因子，从而形成雪崩式反应。细胞因子的迅速产生与聚集，会引起剧烈的全身炎症反应。患者在临床上通常表现为高热、乏力、周身疼痛，严重时可能出现低血压、低氧血症，甚至出现多脏器功能障碍，危及患者的生命。在患者发生 CRS 后，医生和研究者需要对严重程度进行评估和分级。对于程度较轻，仅仅表现为发热、乏力的患者，可以给予对症退热药物；如患者出现了低血压、低氧血症等更加严重的表现，则需要考虑应用托珠单抗；而部分托珠单抗治疗效果不佳的 CRS，临床上主要通过糖皮质激素进行治疗。幸运的是，几乎所有的 CRS 在经过托珠单抗及糖皮质激素的治疗后，都能得到缓解。

（2）神经毒性

CAR-T 细胞回输后出现的神经毒性被称为免疫效应细胞相关神经毒性综合征（ICANS），其发生发展机制尚未明确，推测可能与 CAR-T 细胞直接攻击中枢神经系统或是细胞因子风暴造成神经损伤有关。ICANS 可能与 CRS 同时出现，也可能在 CRS 缓解后不久紧随而来，少部分患者则可能在 CAR-T 细胞回输 1 个月后出现延迟性 ICANS。患者在临床上可能表现为书写障碍、定向力和计算力减退、表达性失语，严重时会出现癫痫持续发作及脑水肿等。对于发生 ICANS 的患者，糖皮质激素是最重要的治疗手段，如果患者同时合并有 CRS，也可以考虑应用托珠单抗。

温馨提示

回输 CAR-T 细胞后，对神经毒性事件的早期发现尤为重要，不仅需要医生的细致观察，也需要患者及家属的共同努力。一旦发觉患者表达能力下降、反应变慢、行动迟钝或是神志淡漠、说话频率减少，请及时告知医护人员。

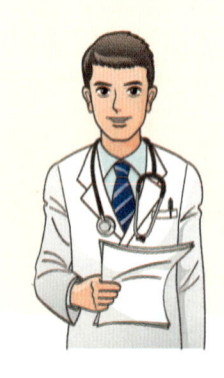

（3）血细胞减少症

绝大部分接受 CAR-T 细胞治疗的患者都会经历血细胞减少症，但与化疗不同的是，这些患者往往表现为双相性和延迟性的血细胞减少。血细胞减少症的第一个低谷通常出现在回输后的 1 周以内，可能与患者回输前接受的清淋预处理方案引起的骨髓抑制有关。而第二个低谷则出现在

CAR-T 细胞回输后的 3 周后，这一时期的血细胞减少症病理生理机制尚不清楚，目前研究者认为，这一现象与 CRS 过程中大量细胞因子的释放抑制了骨髓的造血功能可能相关。大部分的患者在经过对症输血、升白细胞、升血小板的治疗后，在细胞回输后的 3 个月内能逐渐恢复至正常，但仍有少部分的患者可能需要长期的对症支持治疗。

除上述提到的 3 种常见毒性反应，脱靶效应、肿瘤溶解综合征、低丙种球蛋白血症、B 细胞发育不良、噬血细胞淋巴组织细胞增多症/巨噬细胞激活综合征等不良反应也都可能在 CAR-T 细胞治疗过程中出现。虽然 CAR-T 细胞治疗的疗效振奋人心，但仍需医患通力协作，共同克服这些不良反应，才能最终守得云开见月明。

六、淋巴瘤细胞治疗的未来

　　CAR-T 细胞治疗自诞生以来已经走过了 30 余年的征程。1989 年，第一代 CAR-T 细胞产品问世，但其在患者体内增殖能力及对肿瘤细胞的杀伤能力均有限，抗肿瘤效果不佳。随后，研究者们逐渐开发出了第二至四代 CAR-T 细胞产品，增强了 CAR-T 细胞对肿瘤细胞的识别能力、抗肿瘤活性，延长了 CAR-T 细胞的生存周期，提高了 CAR-T 细胞在肿瘤微环境中的存活率，或者是使 CAR-T 细胞能够募集其他免疫细胞共同发挥抗肿瘤作用。

　　近年来，第五代 CAR-T 细胞产品也已经问世。不同于前四代自体 CAR-T 细胞产品，第五代 CAR-T 细胞来源于同种异体的 T 细胞，也被称作通用型 CAR-T 细胞。相较于传统 CAR-T 细胞产品取材于患者，需要"现用现配"，等待时间长，且存在制备失败的风险，通用型 CAR-T 细胞可以提前制备并储存，随时使用，极大地降低了时间和经济成本。但同种异体技术也带来了更困难的技术问题，如何克服同种异体CAR-T细胞回输后的移植排斥反应，以及怎样确保通用型CAR-T细胞在患者体内的存活率和生存周期，依然是亟须解决的问题。

随着对淋巴瘤细胞疗法的深入研究与探索，除了CAR-T细胞技术自身的发展，在细胞治疗的基础上联合其他治疗手段也显示出优异的临床前景。CAR-T细胞治疗联合包括免疫检查点抑制药PD-1/PD-L1、小分子靶向药、利妥昔单抗、免疫治疗乃至自体移植，在临床研究中均展现了良好的有效率和持久的缓解时间。

淋巴瘤细胞治疗的方法仍在不断进步，也在个体化和精准化的道路上砥砺前行，创新药物的研发、治疗模式的革新、多学科的合作、多种疗法的规范化联合，为淋巴瘤患者带来更多希望。

七、新药临床试验

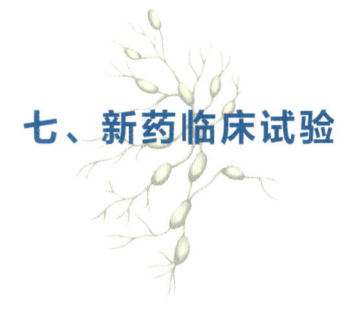

淋巴瘤是一种起源于淋巴结或淋巴组织的淋巴细胞恶性肿瘤，是我国常见的恶性肿瘤。因其病理类型繁杂、治疗方法多样，一直是肿瘤领域治疗的难点与重点。根据去年发表的2019年全球淋巴瘤数据：1990—2019年，非霍奇金淋巴瘤（NHL）发病率上升14.2%、死亡率上升21.9%，提示淋巴瘤的治疗之路仍然任重道远。尽管利妥昔单抗联合传统化疗已经明显提高了淋巴瘤患者的治愈率、延长了生存期，但仍有30%～50%的患者出现了难治或复发。这种现象足以表明，目前已上市的靶向药物及传统化疗药物显然已不能满足当前临床需要。

新靶点的靶向药物及肿瘤免疫治疗药物的出现为淋巴瘤患者带来了福音。近年来，随着国家政策导向的变化，医药医疗改革不断推出新的政策，加快药物审批并鼓励创新、促进抗肿瘤新药上市，使得我国大批抗肿瘤药物临床试验加快获批，其中淋巴瘤的新药临床试验占据了很大比重。非常重要的一点是，很多新药对淋巴瘤的有效率相对较高，成功获批上市的概率也比较高。根据美国FDA的统计，淋巴瘤新药成功率远高于一些其他实体肿瘤。而不断开展的新药临床试验对淋巴瘤治疗的优化具有重要作用。本文将从以下几个方面向读者科普淋巴瘤新药临床试验。

◎ 什么是药物临床试验

药物临床试验是指以人体（患者或健康受试者）为对象，意在发现或验证某种试验药物的药效学作用、不良反应，或者试验药物的吸收、分布、代谢和排泄，以确定药物的有效性与安全性的系统性试验。任何一个新药在上市前必须经过临床试验阶段。通俗来讲，新药临床试验是一种精心设计的医学研究，目的是确认某种新药治疗该疾病是否有效、是否安全、有什么不良反应、不良反应是否可控，综合上述因素后确认是否值得用于治疗病患。而这些问题的答案则是药监部门判断新药是否可以上市的必要依据。

药物临床试验分为Ⅰ、Ⅱ、Ⅲ、Ⅳ期临床试验及生物等效性试验。Ⅰ期临床试验是新药首次用于人体的临床试验，就是将新药适用于少数受试者以进行初步的临床药理学及人体安全性评价试验，通俗来讲，就是观察受试者对药物的耐受性怎么样，药物在人体内是怎样代谢的，并确定安全剂量范围。Ⅱ期临床试验是在小样本人群中初步评价药物对目标适应证患者的治疗作用和安全性，同时为Ⅲ期临床试验研究设计和给药剂量的确定提供依据。Ⅲ期临床试验是为了进一步验证药物对目标适应证患者的治疗作用和安全性，在Ⅱ期研究基础上，进一步的扩大样本量，在大样本人群中评价利益与风险关系，最终为药物注册申请的审查提供充分依据。Ⅳ期临床试验也称上市后监察，即在上市后更广泛、更长期的实际应用中考察药物疗效和不良反应，评价在普通或者特殊人群中使用的利益与风险关系及改进给药剂量等。生物等效性试验是指以药物代谢动力学参数为指标，比较同一种药物的相同或不同剂型的制剂，在相同试验条件下，其活性成分吸收程度和速度有无统计学差异的人体试验。该试验对应的试验对象为健康志愿者。

温馨提示

新药临床试验并非把人当"小白鼠",新药在患者使用前,已在实验室进行了大量的临床前研究,并获得了该药物疗效、不良反应等相关数据。临床试验过程中研究人员会全程监测患者的安全和疗效,出现问题会积极干预,确保患者的安全,而且在临床试验过程中,患者有权随时退出临床试验。

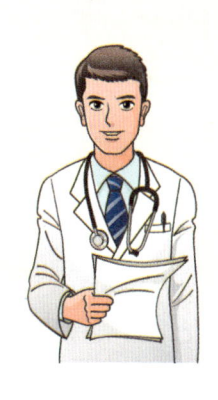

◎ 新药临床试验是否安全

在我国,很多淋巴瘤患者和家属一提到临床试验,脑海中会下意识蹦出"小白鼠"的字眼。但果真如此吗?事实上,药物临床试验每个环节的设计,都会最大限度地保障患者的安全。

在开展临床试验前,试验药物已经过动物实验验证了疗效和安全性,所有临床试验实施前都需要经过多方严格审核。国家药品监督管理局、各家医院的医疗专家和伦理

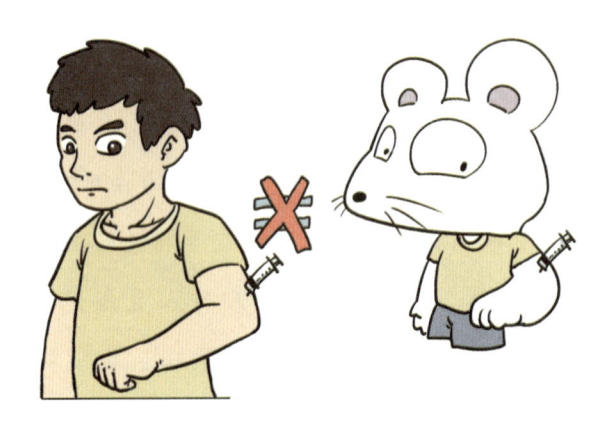

新药临床试验 ≠ 将受试者当成小白鼠

委员会，都是保障患者安全的坚强后盾！在临床试验研究过程中，还有严格的质量控制和跟踪审查，切实保障了患者的权益和安全。此外，经过多年的发展，临床试验相关的法律法规体系已经相当完善。临床试验遵循《中华人民共和国药品管理法》《药品注册管理办法》《药物临床试验质量管理规范》等法律法规，符合《世界医学协会赫尔辛基宣言》原则及相关伦理要求，志愿者的权益、安全和健康必须高于对科学和社会的获益。伦理审查与知情同意更是保障志愿者权益的重要措施，受试者可与家人商讨，完全自愿决定是否参加试验，也有权利随时退出试验。

温馨提示

签署知情同意书，不仅只是签署姓名，更是对患者权益的保障。在签署知情同意书过程中，专业的医务人员会向患者说明临床试验的作用机制、试验目的、研究药物可能带来的益处及风险、实验流程及报销等问题。患者理解并与家属商量后，再自行决定是否参加该试验。

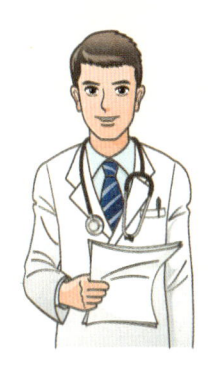

◎ 参加新药临床试验有哪些好处

首先，患者可以获得目前最新治疗方案的机会，有机会接受一种新的药物治疗方法，该药物的疗效或安全性在理论上与已有药物相当或更好。其次，对于大多数新药临床试验，他们所提供的试验药物是免费的，试验用药前及试验期间的 PET-CT、CT、骨髓等评效检查是免费提供的。根据试验设计及试验相关规定，部分试验可能会有相应的交通补贴和营养补贴，可以在一定程度上减轻淋巴瘤患者的家庭经济负担。最后，能够开展临床试验的科室都是需要达到一定级别的，参与试验管理的医生也都是具有丰富临床治疗经验的，并且临床试验还配备相应的临床试验协调员，以确保患者在参加临床试验期间能够得到更好的照顾和关注。

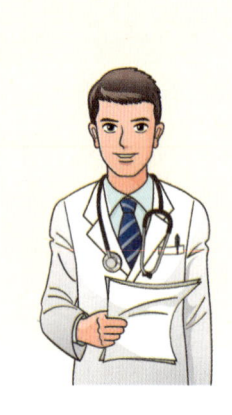

温馨提示

参加临床试验过程中，只有药物及试验相关的基础检查费用免费，但不是所有费用都免费。即便如此，仍减轻了患者的经济负担。

◎ 新药临床试验有哪些弊端

当然任何事都是有利有弊的，参加临床试验也可能面临风险或弊端。例如，患者可能会出现未预料的不良反应，或者加重了标准治疗的不良反应。虽然从方案的试验设计上已经尽量降低了这些风险，但仍然有部分风险无法完全规避。此外，临床试验的治疗可能对该患者无效，或是导

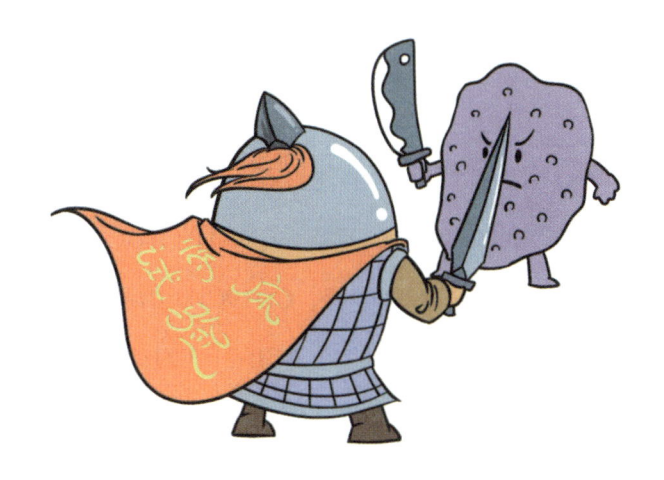

参加临床试验是一把双刃剑，既有好处，也可能面临风险

致未达到预期效果，治疗失败，耽误病情。再者，参与临床试验可能比自己花钱用药更受拘束。部分试验可能会比普通化疗增加来院次数，从而花费患者更多的时间和精力。

◎ 是否所有人都可以参加新药临床研究

并不是所有人都可以入组临床试验。一般情况下，临床试验都有详细的入组标准和排除标准，这些标准通常基于年龄、性别、疾病类型和分期、治疗历史和一些其他医学问题等制订，只有完全符合标准的人群，才可以参加该项临床试验。

◎ 当前淋巴瘤新药试验的进展有哪些

当前淋巴瘤的治疗药物呈现百花齐放、争奇斗艳的现状，如不断涌现的 CD19、CD79b、CD30 的 ADC 等多种靶点药物，CD20CD3、CD20CD47、CD19CD3 的不同靶点的双抗，CD19CD20 CAR-T 细胞及 BCL-2、EZH2、ITK 等小分子抑制药，从而丰富了淋巴瘤的治疗并起到引领作用。北京大学肿瘤医院十分重视临床新药的研究，仅 2022 年就立项 301 项临床研究，新启动临床试验 279 项，在研 1374 项。北京大学肿瘤医院在中国医院协会数据临床研究牵头量全国第一，连续 3 年全国综合医院牵头榜第一，近 5 年牵头全球项目 11 项。在 2020 年、2021 年、2022 年国内上市药物中，由其牵头或参与的临床试验占比分别为 78.9%、65.2%、81.8%。由此看出，北京大学肿瘤医院一直致力于推进我国抗肿瘤新药研发与上市。

随着淋巴瘤新药临床研究的不断发展，初治患者的治愈概率有所增加，复发及难治患者也获得了更多挽救治疗的机会。在国家医药卫生事业不断深化改革、国内研究者不懈努力的背景下，越来越多的原研创新药物持续研发，并逐步迈入上市进程，相信不久的将来会有更多"中国创造"和更多具有国际竞争力的药物惠及我国患者。

第5章

康复之光：
贯穿淋巴瘤治疗全过程

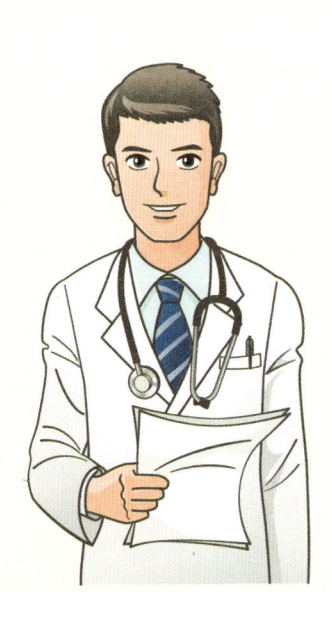

一、淋巴瘤治疗中如何科学制订日常生活规划：维持身心健康的关键策略

即使作为目前治愈率最高的恶性肿瘤之一，淋巴瘤的诊断也足以打乱患者原本的日常生活规律，加之频繁的就医，给患者日常生活带来不小的困扰。除疾病本身带来的负担外，突然变动的日常生活对患者来说也是不容小觑的负担，让许多患者一时间不知如何调整、适应。

通常来说，淋巴瘤患者需要在有资质的淋巴瘤中心接受 6~8 个周期的标准方案治疗，治疗后还需要进行一段时间的随访。在这期间，科学制订日常生活规划，有助于患者更好地完成标准周期治疗。有利于病情的控制和治疗，同时也能帮助患者重建新的生活方式、降低疾病复发风险、提高生活质量。

◎ 规律的生活起居

多项研究显示，作息不规律、熬夜等不良生活习惯是淋巴瘤在内多种恶性肿瘤发生的危险因素。昼夜颠倒的不规律作息会干扰人体的多种激素调节，进而影响机体的代谢、免疫功能，久而久之便会助长肿瘤在人体的发生发展。规律的生活起居能使我们的身体适应生活节奏，维持人体激素调节系统的平稳运行，对于疾病的治疗和康复都大有裨益。因此，对淋巴瘤患者来说，维持或重建规律的生活起居十分重要。

❶ 保证充足且规律的睡眠

睡眠是人体最好的修复方式，保证每天 7～8h 的睡眠对淋巴瘤患者来说是必要的。一方面，睡眠不足对机体造成的影响表现为患者身体疲惫，使治疗相关不良反应放大，影响接受治疗的连续性。另一方面，睡眠不足还会影响患者的心理健康，睡眠剥夺实验显示受试动物在睡眠剥夺后会出现明显的易激惹、攻击行为等。根据中医理论，推荐入睡时间为晚上 9—11 点，应尽量避免在晚上 11 点以后入睡。睡眠时间也不宜过长，睡眠过长会影响血液循环，使代谢废物积聚、干扰昼夜节律，不能让人神清气爽，反

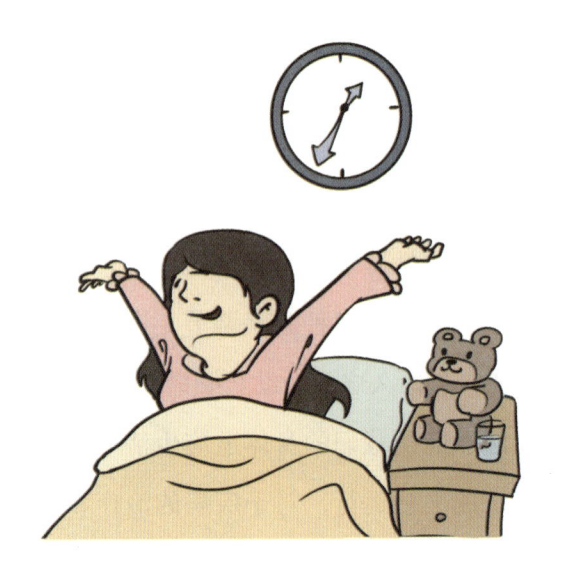

而更加疲乏、困倦。适当的午睡是推荐的,抗淋巴瘤治疗带来的不良反应使患者在日常活动下更容易出现疲惫,20～30min 的小憩有助于患者恢复体力,进而更好地投入日常生活中,但午睡也不应时间过长。久睡可能会干扰正常的睡眠周期,导致晚上入睡困难、失眠等。

❷ 适度的社交和休闲娱乐

因需要接受抗肿瘤治疗,常导致淋巴瘤患者的正常社会生活被中断。此外,许多患者因确诊疾病而担心传染家人或他人,内心有羞耻感,其自身的社会功能往往受损。因此,有些患者在确诊后就完全摒弃社会活动,成日在家不出门，患者可能成日卧床、少言懒动，但封闭自我的行为可能导致患者出现心理问题。其实，对于治疗中的淋巴瘤患者，在体力许可范围内，保证适当的社会交往及休闲娱乐活动是有助于康复的。良好的人际关系能够给患者带来强大的心理支持，可以增强患者战胜疾病的信心。社会交往也有助于舒缓疾病给患者带来的压力，改善其心理状况。如患者因治疗或其他合并症卧床或不外出时，可以通过看电视、读书看报、听书或听音乐等方式娱乐，也有助于排遣苦闷的心情。患者还可以尝试建立新的兴趣爱好，转移对疾病的注意力，减少因过度关注疾病带来的心理问题。

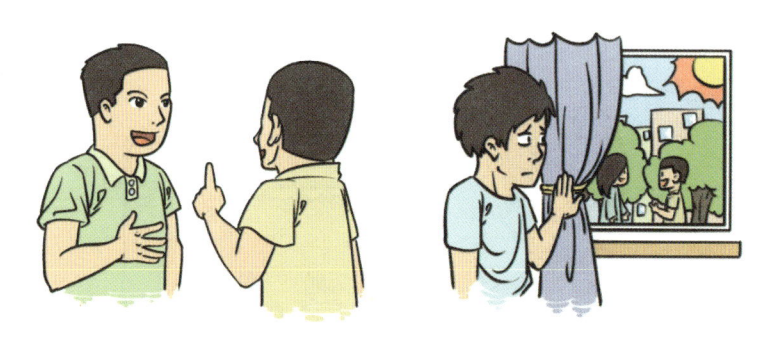

愉快地出门社交 vs. 在家里闷闷不乐

3 注意个人卫生

在淋巴瘤治疗中，为杀死肿瘤细胞使用的某些化疗药物往往会造成更新较快的正常黏膜上皮细胞损伤，常见的有口腔黏膜、肠黏膜和肛周黏膜的损伤。口腔或肛周黏膜损伤常表现为损伤部位出现溃疡脱皮、红肿疼痛，而肠黏膜的损伤往往表现为腹痛、腹泻等症状。如出现上述症状，首要的是就医咨询，接受专业人员的治疗。此外，患者在日常生活中应该注意个人卫生。口腔卫生方面，饭前饭后及时刷牙，使用软毛牙刷，避免食用坚硬或有棱角的食物，避免口腔黏膜损伤而继发感染。避免食用难以消化或不新鲜的食物，减少肠道负担和感染的风险。注意清洁和消毒肛周黏膜、使用柔软干净的厕纸等。同时，淋巴瘤本身或治疗会导致患者免疫力下降，患者需做好全身清洁，

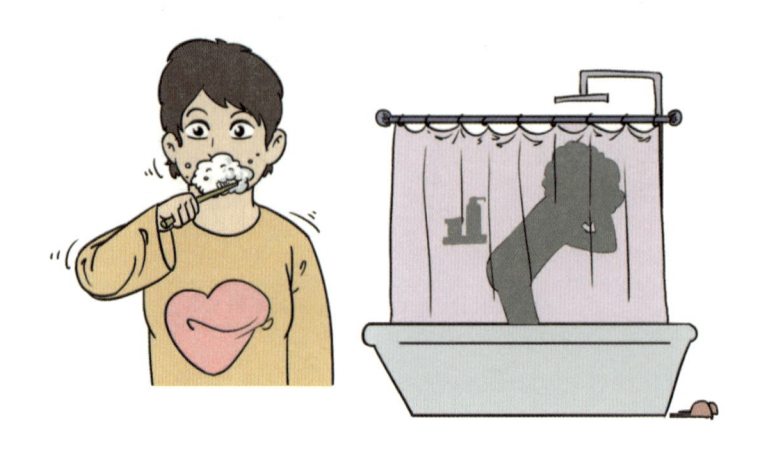

多洗手、勤洗澡、勤换衣，减少免疫力下降引起的局部感染。

◎ 合理营养的膳食

俗话说"民以食为天"。对健康人群来说，合理营养的膳食是保证其健康的关键因素，而对淋巴瘤患者来说，因疾病本身导致患者发现食欲减退、消化不良等问题，加上抗淋巴瘤治疗带来呕吐、肠道损伤等情况，都会影响患者的饮食状态，因此淋巴瘤患者在治疗中及康复后更应该注意膳食。

❶ 日常饮食

淋巴瘤患者日常应少食多餐，避免暴饮暴食，以免给肠胃造成负担，但也应该避免过度减少进食而导致机体能量供应不足，加剧消耗性状态。患者的饮食应该以清淡、易消化、温热为宜，应避免过多摄入辛辣刺激、生冷，坚硬或难消化的食物。患者的饮食应该以高热量、优质蛋白、低脂肪、富含维生素的食物为主，如谷物豆类、鸡鱼肉蛋、新鲜蔬菜水果等。避免食用油炸烧烤食品、生冷卤味等。患者的饮食应该以蒸、煮、炖为主，避免煎、炸、烤等烹饪方式。患者因疾病或抗淋巴瘤治疗往往导致免疫力低下，饮食卫生也是极其重要的一环。患者应注意饭前洗手，饭后刷牙漱口；不吃剩菜剩饭，以及发霉过期食物；饭菜彻底煮熟，水果应注意清洁洗净。如出现腹痛、腹泻症状，应及时就医，明确腹痛病因。如因治疗引起肠道损伤所致，患者应更换为低渣或无渣饮食。另外在疾病治疗过程中，患者应注意饮食可能对治疗的影响，如西柚汁、浓茶、咖啡等影响药物代谢的食物应尽量避免在化疗期间食用，以免干扰药物代谢，甚至对机体造成损伤。对于接受门冬酰胺酶治疗的患者，因存在诱发急性胰腺炎可能，患者尽量在治疗期间低脂饮食，减少急性胰腺炎发生风险。

② 补益药及滋补品

很多人认为补益药、滋补品等有益于身体健康，患者应该多食用以辅助疾病治疗，更有甚者认为这一类食物具有不可名状的抗癌功效，肿瘤患者更应该食用。然而，在接受抗淋巴瘤治疗中，不建议患者额外服用补益药或滋补品，因为这些食物中的成分有可能与治疗药物产生相互作用，从而影响疗效或加剧不良反应。患者在结束治疗后的康复期可以适当食用，或者能辅助身体修复和体力恢复，但不应过量食用或过度相信这些补益药和滋补品，应该以合理营养饮食为主并接受正规标准的随访。

❸ 烟草和酒精

烟草和酒精的摄入已经是明确且公认的致癌因素，任何形式的烟草和酒精的摄入都是不被鼓励的。淋巴瘤患者如有烟酒嗜好，建议尽早戒除，在接受抗淋巴瘤治疗中禁止摄入烟草和酒精，在康复阶段也应戒烟戒酒，减少致癌因素的作用。

◎ 良好的情绪管理

情绪是我们内心深处感受的外在信号，通过对情绪的觉察我们能够拓宽我们对自身的认识、了解自己更深层次的需求，情绪没有好坏，我们不需要评判情绪，每一种情绪都是独特的存在。我们希望通过情绪管理，能够觉察到自身的情绪并对其进行调节，使我们的情绪适当地表达，减少过度的情绪反应对我们的影响。肿瘤患者由于对疾病的害怕以及对不确定的担忧，最常见的情绪困扰是焦虑、抑郁、恐惧等情绪，常常还伴有失眠、食欲减退等症状。有的患者因确诊淋巴瘤失眠到每天夜不能寐，一见到医院及医院相关的事物就紧张害怕，甚至颤抖、血压升高、号啕大哭等。这些情绪伴随的生理反应往往对患者的日常生活造成相当的影响。

❶ 认识疾病，树立信心

患者应该树立战胜疾病的信心，淋巴瘤是可治愈的恶性肿瘤，诊断淋巴瘤并不意味着绝症。据统计，在我国一些淋巴瘤中心（以北京大学肿瘤医院淋巴瘤科为例），接受标准疗程治疗的淋巴瘤患者 5 年生存率为 62%，10 年的总生存率为 52%（数据来自北京大学肿瘤医院淋巴瘤科 1996—2015 年收治的 3760 例淋巴瘤患者），这就意味着有 50% 以上患者能够通过标准疗程的治疗实现疾病的治愈。因此，得了淋巴瘤不用害怕，我们是有战胜淋巴瘤的机会，应该充分调动自己的积极性，以坚定乐观的心态去面对，和医护并肩共战淋巴瘤。

❷ 焦虑与抑郁

即使是心理非常强大的人，在面对恶性肿瘤这样的疾病，也难免产生一些焦虑的情绪，我们不必评判焦虑，因为情绪不分好坏，只是一种体验。适当的焦虑有助于我们提前做好规划，督促行动。然而，广泛性的过度焦虑往往给患者的心理和生理带来极度不适。当过度情绪反应严重干扰患者的治疗和生活时，患者应及时到专业的心理咨询或心理康复科进行就诊咨询，专业的咨询师会通过交流、沙盘、催眠、正念等多种手段帮助患者从过度的焦虑情绪中摆脱出来，渐渐减少焦虑情绪带来的影响。

由于对疾病的过度关注和焦虑，不少患者会出现失眠症状，针对这一困扰，可以通过减少午睡和白天休息的时间、听音乐、晒太阳、泡脚等方式帮助患者入眠。如失眠症状极其严重，甚至整夜不能入睡，严重影响日常生活，患者应及时到相关的睡眠干预中心接受心理治疗或药物干预。焦虑往往与抑郁共病，而因疾病带来的抑郁情绪更容易造成不可挽回的后果。因此，对于淋巴瘤患者，需要密切关注患者是否出现明显的抑郁情绪。

❸ 战胜恐惧

很多患者在确诊时会感到恐惧，恐惧来自于对未来的不确定性及不可控的担忧，并将这种担忧灾难化，然后在脑海中复演，强化了自身对这种未知的恐惧，进而形成习得性路径。由于我们对淋巴瘤还不够了解，面对未知，不知道自己将会面对什么，战胜这种恐惧的最优解是学习淋巴瘤治疗、护理及康复的相关知识。此外，家人和好友提供的心理支持也是十分重要的，良好的人际关系支持能够增强患者面对疾病的力量和信心，强化积极乐观的心态。

◎ 适当的运动康复

运动康复内容详见本章"三、如何科学安排康复期的运动计划"。

二、淋巴瘤治疗期间的身体不适：如何缓解并提高生活质量

无论是化学治疗、放射治疗、靶向治疗、免疫治疗（包括 CAR-T 细胞治疗）及造血干细胞移植治疗，在清除破坏淋巴瘤细胞的同时，也会损害到正常细胞，从而导致治疗相关的不良反应。这些不良反应大部分会随着时间推移和支持治疗而消失，但是可能会严重影响淋巴瘤患者的生活质量，因此了解它们并知道如何应对尤为重要。

◎ **治疗期间的身体不适及应对措施**

1 骨髓抑制

俗称"血象低"，包括白细胞减少、粒细胞减少、贫血、血小板减少。任何化疗药物都有可能出现这些问题，只是程度不同，出现时间不同，不同患者的敏感性也不同，因

此化疗后每周复查血常规以了解血象的变化，并根据情况选择支持治疗，如注射集落刺激因子刺激骨髓造血，这是治疗骨髓抑制的主要方法。粒细胞减少时，有出现肺部及其他部位感染的风险，因此要保持室内清洁、空气流通（必要时紫外线消毒），保持个人卫生，注意口腔及肛门清洁，注意饮食的卫生，严重者要住院接受保护性隔离及抗生素治疗；当血小板低于 $50 \times 10^9/L$ 时，应减少活动，避免磕碰，避免进食带刺、带骨头的食物，保持大便通畅，遵医嘱及时给予升血小板药物或住院治疗，抽血部位要延长按压时间，避免出血。

❷ 化学性静脉炎

很多化疗药物都对外周血管有一定刺激，可表现为静脉走行区红、肿、热、痛，严重者可表现为局部破口甚至肢体坏死。为减少反复静脉穿刺的痛苦、化疗药物对血管刺激、药物渗漏对周围皮肤肌肉造成损伤，可行中心静脉置管。主要有两种方式，一种是经外周静脉穿刺的中心静脉导管（PICC），一般在前臂或上臂；另一种是中心静脉置管（CVC），多在颈部、锁骨下及腹股沟等部位。通常 PICC 每周更换 1 次贴膜及接头，并用生理盐水进行冲管，CVC 贴膜每周更换 2 次，接头每周更换 1 次；需每周冲管

2次，并用肝素盐水封管，可以和换膜同时进行。要减少留置管部位的重体力活动，如抱小孩、举重等，避免导管弯曲打死折，也不需要刻意伸直手臂完全不动，淋浴时可以用保鲜膜缠绕包裹来保护导管贴膜，避免感染。同时要密切观察上肢有无肿胀或疼痛，有无局部皮肤红肿，以防发生静脉炎或静脉栓塞，若发现流速减慢或不畅时也要及时通知医护人员及时处理，因穿刺点渗出较多或出汗较多导致贴膜翘起或脱落，也应立即更换。

❸ 发热

又称体温过高，当腋下温度超过37.3℃或口腔温度超过37.5℃时，可称为发热。发热是淋巴瘤患者常见的症状之一，常常是白细胞低合并感染导致的，部分药物也会引起发热。发热要及时通知护士或医生，或者到门诊就诊；要多饮水，以补充高热消耗的大量水分，并促进毒素和代谢物的排除；保持口腔、鼻腔、肛周及皮肤清洁；给予高热量、高蛋白、高维生素、易消化的流质或半流质食物，少食多餐；减少活动，适当休息。

❹ 食欲减退

据相关数据显示，我国63%的癌症患者存在营养不良，更有20%的患者死于营养不良。当淋巴瘤患者本身食欲欠佳或因化疗药物所致的恶心呕吐时，多补充营养有助于提高身体的免疫力，能够减缓疾病带来的伤害同时还能减缓患者的身体痛苦。我们可以：①饮食注意色、香、味，鼓励少食多餐，多进食低脂、高蛋白、多维生素和易消化的食物，多食用一些偏酸性的水果及食物，多吃一些富含硒元素的食物，如大蒜、动物肝脏等，避免进食油腻、辛辣、高盐和口味重的食物。②进食过程中可与患者聊天或看电视等分散患者注意力。③避免在进食前30min内喝任何东西，选择高能量食物，并将食物放在一个较小的盘子里。④紫苏、生姜、陈皮、木香、沉香等中药也有一定止吐效果，同时可以搭配按摩、艾灸足三里穴、合谷穴等辅助治疗。⑤若患者仍进食不佳，可以选择肿瘤患者专用的营养品从而补充所需要的营养物质。

⑤ 睡眠紊乱

淋巴瘤患者可能因生理或心理因素的影响而失眠，可以白天进行适当的娱乐活动或体育锻炼，睡前可以听轻音乐，热水泡脚并按摩，并搭配睡前八段锦、太极拳、五禽戏等舒缓神经；若仍有睡眠问题，可在医生指导情况下合理使用镇静安眠药物。

6 脱发

多数化疗药物都会导致脱发，蒽环类药物更加明显，很难避免，但是化疗后头发脱落是可逆的。当停止化疗3~6个月以后头皮细胞会再度活跃让头发再生，而且往往比既往的头发更好。化疗期间可以选择假发或帽子，以解除思想顾虑，保持心情愉悦。

7 便秘

很多患者化疗过程中会应用昂丹司琼、托烷司琼这类的止吐药物，但这类药物的作用机制是抑制胃肠蠕动，所有很可能会发生便秘。可以多吃一些纤维素含量高的食物，如玉米、火龙果、山药、南瓜等，如果便秘严重，可以考虑在医生指导下口服乳果糖等通便药。

8 口腔感染

每次饭后软毛刷刷牙，每日漱口液含漱3次。有龋齿、牙龈炎的患者应在治疗间歇期到口腔科门诊及早处理，避免导致严重感染而影响治疗。如果发生口腔溃疡，可根据医嘱采用生理盐水、制霉菌素漱口液等漱口，并给予口腔溃疡被膜散等药物治疗。

⑨ 肝脏、肾脏毒性

所有化疗药物都会经过肝脏和肾脏代谢和排泄，这使得肾脏和肝脏容易受到伤害。化疗期间大量饮水，每日饮水量至少8～10杯，基本要求是保证每天的尿液清亮。避免服用肝肾毒性的药物非常重要，尤其一些中药和保健药，都有不同程度的肝肾毒性。此外，脂肪肝的病人需要清淡饮食，慢性乙型病毒性肝炎患者需要遵医嘱抗乙型肝炎病毒治疗，因为以上两种人容易出现化疗性肝损伤。

⑩ 化疗脑

也称癌症相关的认知障碍，可将其描述为无法记住某些事情，并且在完成任务时专注于某事或某项新技能学习方面遇到困难，其和癌症本身或治疗方法可能都有关。可以通过认知康复、通过锻炼来提高思维和专注能力、通过冥想来增加注意力等都可能会对其改善产生积极作用，必要时及时就医寻求帮助。

⑪ 疲乏

淋巴瘤本身和淋巴瘤治疗过程中极易产生疲乏，包括情绪低落、活动减少等，要注意补充体液和电解质，可以吃一些含人参、黄芪的药物。要注意休息，但也要适当的

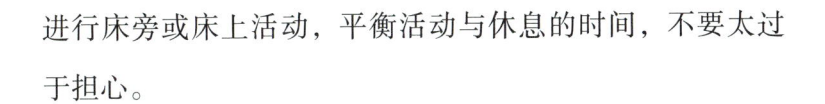

进行床旁或床上活动，平衡活动与休息的时间，不要太过于担心。

◎ 有关放疗方面的护理

1 照射部位皮肤的护理

选用全面柔软内衣，避免粗糙衣物摩擦；照射野皮肤可用温水和柔软毛巾轻轻沾洗，禁用肥皂等碱性较大的清洗剂或热水浸浴；局部皮肤禁用碘伏、酒精等刺激性消毒剂，避免冷热刺激如热敷、冰袋等；外出时防止日光直晒，应予遮挡；局部皮肤不要搔抓，皮肤脱屑切忌用手撕剥；多汗区皮肤，如腋窝、腹股沟、外阴等处要保持清洁干燥；也可以请放疗科医生提前开立专用的药物或药膏以作预防。

2 头颈部肿瘤照射护理

保持照射部位的清洁；注意鼻腔冲洗，若鼻腔干燥可滴以无菌石蜡油湿润，鼻塞可滴用麻黄素，对眼、耳、鼻可滴抗生素；口腔照射应事先摘掉假牙、金牙，减少口腔黏膜反应，唾液分泌减少者应使用氟制牙膏；头部放疗时可出现嗅觉、味觉异常或消失，应注意营养搭配，保证进食，切忌追求重口味、刺激性饮食。

❸ 腹腔、盆腔照射护理

照射前应排空小便，减少膀胱反应；对全腹或盆腔放疗引起的腹泻，应进少渣、低纤维饮食，避免吃易产气的食物如糖、豆类、洋白菜、碳酸类饮料，严重腹泻时，需暂停治疗的同时就医进行药物止泻；放疗期间多饮水（每日 3000ml），以增加尿量。

温馨提示

若出现心慌、呼吸困难、头晕、咳嗽、发绀、身体刺痛、麻木、感觉异常、皮肤对轻微的触感和针刺感减退或消失，分别可能是和淋巴瘤治疗药物相关的心血管毒性、肺毒性和神经毒性，要尽快就医予以干预，必要时更改治疗药物。

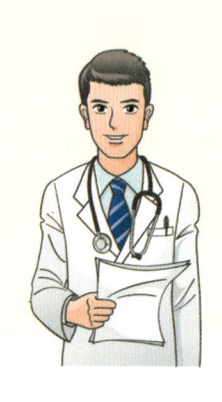

三、如何科学安排康复期的运动计划

生命在于运动，在 2011 年的世界癌症日，世界卫生组织发表《健康体育活动全球建议》报告，强调体育锻炼在预防各种癌症的重要性，指出定期的体育活动可预防各类癌症。根据《2022 年中国恶性肿瘤患者运动治疗专家共识》，体育锻炼不仅通过多种机制展现一定的肿瘤预防作用，还可以在治疗期间与治疗后改善常见的癌症相关症状，如焦虑、抑郁、疲乏等，并提高患者身体素质。目前，主要运动治疗的方式包括有氧运动、抗阻运动（抗阻运动是指肌肉克服外来阻力进行的主动运动，如通过哑铃、杠铃等器械进行力量训练。恶性肿瘤治疗期间和治疗后的抗阻运动可以增加患者肌力，增长肌肉密度及强度），以及两者相结合。

◎ 肿瘤患者的运动风险评估

由于患者经过不同的治疗手段，经受不同的治疗相关副作用，导致不同的身体状况，因此相较于健康人而言，需要进行运动风险评估，以了解自身具体情况，进行不同程度运动方案的选择。肿瘤患者的运动风险评估主要包括以下三个方面。

• 对当前体力活动水平和病史进行评估。比对治疗前后患者的体力活动水平，确认患者的运动损伤史、患病史及家族史。

• 进行常规医学评估。包括心率、血压、心电图、血脂及血糖等常规医学检查。

• 对淋巴瘤预后的医学评估。患者在进行运动风险评估后可通过运动测试来进一步判断肿瘤及肿瘤治疗的不良反应对运动能力的影响。简易体能状况量表可通过坐立试验、平衡能力测验、步行速度测验等综合评估躯体功能。

测试方法	测试内容	评估目标
6分钟步行试验	受试者在平直硬地面(已标记距离)6min内能够行走的最大距离。允许按照其自己的节奏,如果需要也可以休息	有氧运动能力与耐力
握力试验	受试者分别使用两只手或惯用手,以最大等距收缩力握紧握力器	上肢肌肉肌力
日常步速评估法	受试者从移动开始以正常步速行走6m所需时间	移动/运动能力
坐立试验	受试者从坐位完全站起,再完全坐下,在30s内不断重复	下肢肌肉肌力和耐力
起立行走试验	受试者坐在专用椅子上,按照要求站起并向前行走3m,然后转身走回去再坐下	移动/运动能力

◎ 肿瘤患者的身体活动指南

在对自身身体状况进一步认识后,患者可根据自身情况,结合学习、工作和运动喜好等方面个体化制订自身的运动方案。对于医者而言,目前并没有根据特定的癌种如淋巴瘤进行不同的运动方案推荐。

在一些国家的身体活动指南中，对肿瘤患者的主要建议为避免不活动。建议每周累积至少150～300min的中等强度的有氧运动，或者在身体可负担的情况下进行75～150min较大强度的有氧运动。除有氧运动以外，患者每周可进行2天以上的抗阻运动，并根据自身情况进行其他运动训练。目前运动处方主要根据运动频率、强度、时间和类型各要素进行制订（恶性肿瘤患者运动处方制订原则）。

要素	有氧运动	抗阻运动	柔韧性练习
频率	每周3～5天	每周2～3天	每周2～3天，推荐每天进行
强度	根据身体情况从中等到较大强度	从低强度循序渐进	在可以承受的情况下在关节活动范围内活动
时间	每周150min中等强度或75min较大强度运动，或者两者相结合	至少1组，每组8～12次重复	静力性拉伸保持10～30s
类型	动用大肌群的、长时间的、有节奏的活动，如快步走、骑车、有氧舞蹈、慢跑、游泳等	自由重量、抗阻器械或自身体重的功能活动，活动所有大肌群	所有大肌群的拉伸或关节活动范围的运动，明确因类固醇、放射线或外科手术治疗引起的关节或肌肉受限的特定区域

◎ 肿瘤患者运动时的常见禁忌证

恶性肿瘤患者开始运动时要注意：手术伤口还未愈合、放化疗毒性还未明显缓解以及各类手术的长期影响。不同患者的运动禁忌证各有所不同，应根据自身实际情况并在医生指导下选择运动方案。

当患者无法适应目前的运动强度时，应及时调整运动方案以确保自身身体状况，可以降低运动的强度、减低运动的时间，减少运动的频率以及调整运动的方式。90%以上的恶性肿瘤患者因为肿瘤经历过肿瘤相关的疲乏，这可能会影响或限制患者的运动能力，当运动导致疲劳等不良反应时，应及时调整运动程度到自身可接受的程度；当患者已完成治疗并且运动不影响治疗效果时，可以逐渐提高运动的强度。患者应在身体状况较好的情况下进行运动，避免因运动而加剧体力活动不足。对于一些肿瘤患者的特殊状况，如淋巴水肿、年龄过大、存在周围神经病变、进行过干细胞移植等，应在医生指导下确认其运动方案。部分特殊状况的运动计划注意事项如下所示（特殊状况的运动计划注意事项）。

特殊状况	注意事项
淋巴水肿	观察性研究中发现，超重、肥胖或身体状况不佳与癌症相关淋巴水肿发生风险较高有关，但目前没有足够的证据表明减轻体重或有氧运动可以降低患癌症相关淋巴水肿发生的风险
患者年老	• 肿瘤治疗可能进一步加重老年患者自身已存在的基础身体问题，如认知困难、神经病变、肌肉减少症、肌无力、疲劳等 • 老年患者需在开始运动计划之前进行充分评估以确定其运动能力
周围神经病变	• 运动前应评估稳定性、平衡性和步态 • 如果神经病变影响稳定性，请考虑进行水中运动等有氧运动替代步行
干细胞移植	• 鼓励在家锻炼，建议完全恢复免疫系统之后再返回公共健身房 • 从低强度、短时间但高频率的运动开始，运动量（强度、频率和持续时间）应根据个人的耐受性进行调整

◎ 总结

淋巴瘤并不可怕，对于每个人而言，生命在于运动，而对于康复期的患者而言，他们再次拥有生命，也更加珍惜生命，在这样的生命中他们应该用每一步足迹、每一次雀跃去迎接每一天。

四、如何规划康复期的心理康复，帮助患者重新建立健康的心态和自我认知

淋巴瘤是一种常见的恶性肿瘤，患者在接受治疗后面临着康复的挑战。除了身体的康复，心理康复同样至关重要。帮助淋巴瘤患者重新建立健康的心态和自我认知，能够提升他们的生活质量，促进身心健康的全面恢复。本文将探讨如何规划淋巴瘤患者康复期的心理康复，以帮助他们在康复过程中获得积极的心理成长和发展。

◎ **心理康复的重要性**

淋巴瘤患者在康复期面临着身体和心理的双重挑战。虽然身体的康复是治疗的关键目标，但心理康复同样重要。心理康复可以帮助患者应对治疗过程中的负面情绪，提升他们的心理弹性和抗压能力。同时，心理康复还能够帮助患者重新建立积极的心态和自我认知，促进他们在康复过

程中获得更好的生活质量。心理康复对淋巴瘤患者的作用有以下几个方面。

❶ 应对情绪困扰

淋巴瘤的诊断和治疗过程往往伴随着患者的焦虑、恐惧、抑郁和悲伤等负面情绪。心理康复帮助患者识别、理解和应对这些情绪困扰，提供情绪管理技巧和策略，以减轻患者的心理压力和负面情绪，促进心理健康。

❷ 增强自我认知

淋巴瘤患者可能在疾病过程中对自己的身份、角色和能力感到困惑和不安。心理康复帮助患者重新认识自己，培养积极的自我认知，增强对自己的信心和自尊，从而提高应对挑战和逆境的能力。

❸ 提供信息和教育

心理康复为淋巴瘤患者提供相关的信息和教育，帮助他们了解疾病的性质、治疗的过程和可能的不良反应，以及康复的目标和策略。通过提供准确的信息和教育，患者能够更好地应对治疗过程中的不确定性和困惑，减轻焦虑和恐惧。

④ 建立支持体系

心理康复帮助淋巴瘤患者建立支持体系,包括家庭、朋友、医疗团队和支持团体等。这些支持体系提供情感支持、理解和鼓励,为患者提供资源和信息,帮助他们应对困难和挑战。

◎ 康复期心理问题的挑战

淋巴瘤患者在康复期面临着各种心理问题的挑战。这些问题可能与诊断、治疗过程以及未来的不确定性有关。以下是淋巴瘤患者康复期心理问题的一些挑战。

① 恐惧和焦虑

淋巴瘤的诊断本身可能引发患者的恐惧和焦虑。他们可能担心治疗的效果、疾病的复发以及未来的生活质量。治疗期间的不确定性和不良反应也可能增加焦虑的程度。恐惧和焦虑对患者的心理和身体健康都有不良影响,因此需要适当的心理支持和管理策略。

② 抑郁和悲伤

淋巴瘤患者可能在康复期经历抑郁和悲伤的情绪。他们可能感到沮丧、无助和失去希望。治疗的不良反应、身体的不适和生活上的改变都可能导致这种情绪状态。抑郁和悲伤会干扰康复过程，降低患者的生活质量，因此需要及时的心理干预和支持。

❸ 身份和角色的改变

淋巴瘤的诊断和治疗过程可能导致患者在康复期间经历身份和角色的改变。他们可能感到失去了原本的身份和角色，不再能够承担之前的责任和活动。这种改变可能对患者的自尊和自我认同造成负面影响。因此，帮助患者重新建立积极的自我认知和身份感是重要的一步。

❹ 社交和人际关系的困扰

淋巴瘤患者在康复期可能面临与社交和人际关系相关的挑战。他们可能遇到理解和支持不足的情况，或者感到孤独和与他人疏远。治疗期间的身体不适和疾病的特殊需求可能导致患者在社交活动中感到困扰。因此，帮助患者建立支持体系、提供社交支持和教育，有助于缓解这些困扰。

❺ 应对未来的不确定性

淋巴瘤患者在康复期面临着未来的不确定性。他们可能不确定疾病的复发风险、长期的生存率和生活的质量。这种不确定性可能导致焦虑和担忧,影响患者对未来的期望和规划。因此,帮助患者应对不确定性,提供信息和教育,以及建立积极的心态和自我认知,是重要的支持策略。

总而言之,淋巴瘤患者在康复期面临着各种心理问题的挑战,包括恐惧和焦虑、抑郁和悲伤、身份和角色的改变、社交和人际关系的困扰,以及应对未来的不确定性。针对这些挑战,提供个性化的心理支持和干预是至关重要的,帮助患者重新建立健康的心态和自我认知,促进全面的康复。

◎ 规划淋巴瘤患者康复期的心理康复

在规划淋巴瘤患者康复期的心理康复时,应综合考虑患者的个体差异、疾病特点和治疗进程等因素。以下是一些具体的策略和方法,用于规划淋巴瘤患者康复期的心理康复。

❶ 创建支持体系

淋巴瘤患者在康复期需要得到周围人的支持和理解。家庭与亲友的支持是至关重要的,他们可以提供情感支持和实质帮助,缓解患者的焦虑和压力。此外,患者还可以寻求专业心理辅导,与心理专家建立良好的合作关系,通过谈话和治疗等方式获得专业指导和支持。

❷ 接受现实与情绪管理

淋巴瘤的诊断和治疗过程常常会带来患者的情绪困扰，如焦虑、恐惧、抑郁等。在心理康复中，帮助患者接受疾病是重要的一步。同时，提供情绪管理技巧和工具，如深呼吸、放松训练和正念练习等，可以帮助患者更好地管理情绪，减轻焦虑和抑郁的症状。

❸ 积极应对焦虑与恐惧

淋巴瘤患者常常面临治疗的不确定性和恐惧，对未来产生焦虑和担忧。在心理康复中，提供信息和教育是减轻焦虑和恐惧的重要步骤。向患者提供关于疾病和治疗的详细信息，解答他们的疑问，消除恐惧的源头。此外，鼓励患者参与支持团体和社区资源，与其他患者分享经验和情感支持，共同应对困难。

❹ 培养积极心态与自我认知

在康复过程中，培养积极的心态和自我认知对淋巴瘤患者至关重要。心理康复可以通过不同的方法帮助患者培养乐观的态度和信念。鼓励患者积极参与康复计划，设定具体的目标，并逐步实现。同时，帮助患者发现个人的价值和意义，从而提升自尊和自信，重塑积极的自我认知。

❺ 促进身心健康的整合

淋巴瘤患者的康复需要综合性的策略，将身体和心理的健康整合起来。心理康复应与生理康复相结合，倡导健康的生活方式，如合理饮食、定期锻炼和良好的睡眠。此外，提供心理与生理健康的相互关系教育，帮助患者了解心身相互影响的机制，促进身心的整体恢复。

◎ 总结

淋巴瘤患者在康复期面临着身体和心理的双重挑战。通过规划适当的心理康复措施，可以帮助患者重新建立健康的心态和自我认知。创建支持体系、接受现实与情绪管理、积极应对焦虑与恐惧、培养积极心态与自我认知及促进身心健康的整合，是实现淋巴瘤患者康复期心理康复的关键步骤。这些措施将为患者提供心理支持和资源，帮助他们重塑积极的生活态度，并促进全面的康复。淋巴瘤患者康复期的心理康复规划需要综合性的策略和个性化的支持，以满足患者的特殊需求，并最大限度地帮助他们重建健康的心态。

五、重视随访，定期复查，守护健康

淋巴瘤作为目前能够完全治愈的癌症之一，很多患者在经过放化疗及靶向治疗后可以完全缓解。经过艰辛的治疗后，这部分淋巴瘤患者终于进入了相对"轻松"的随访期。这本身是一件幸事，但有很多淋巴瘤患者无法理解，自己所有的治疗已经结束，病情也得到缓解了，医生也同意自己出院了，可医生为什么反复嘱咐我一定要定期回医院检查呢？还需要检查什么项目呢？这是很多患者共同的疑问。

那么在这里，我们将详细介绍淋巴瘤患者达到完全缓解后的定期随访。

首先患者和医生都应该认识到定期随访对早期发现疾病复发，提高生存率至关重要，无论是患者和医生都不能掉以轻心。淋巴瘤作为一种全身性疾病，经过治疗后病情虽然已经得到控制，但是肿瘤细胞依然存在于机体中，并不会被完全清除。且某些部位甚至可能已潜伏着未被发现的病灶和微转移灶。因此，这些长期生存者并非完全等同于普通健康人。当机体和肿瘤保持着脆弱的平衡时，患者就能够与肿瘤"和平共处"，长期"带瘤生存"。但是，当机体抵抗力降低时，或者肿瘤细胞增殖旺盛时，肿瘤可能再次"兴风作浪"，出现局部复发和远处转移。而就淋巴瘤来说，部分亚型极易复发，一旦复发，较之前更为严重。而定期随访复查就是及时了解肿瘤病情的有效方法。

根据国家数据中心的数据统计，尽管淋巴瘤的发病率和患病率是逐年升高的。但近年来患者生存率有明显的改善。这不仅得益于前文所述的规范化诊治，还得益于患者的定期随访。

◎ 什么是随访

通俗来讲，随访就是患者及家属和医生定期保持联系，按照医生约定的时间或自己发现有不舒服等其他问题时来医院复查；同时医生根据患者情况及复查的结果，进一步向患者进行康复指导或提出新的处理意见。

随访的目的主要包括以下几个方面。第一方面是疗效的评估，通过对患者进行一些实验室及影像学的检查，必要的时候做骨髓穿刺＋骨髓活检，看一下患者目前病情的情况；第二方面是淋巴瘤具有复发性，及早发现患者有无复发的倾向，如淋巴结有无肿大；第三方面是处理不良反应，化疗、靶向治疗等抗肿瘤治疗后，最常见的不良反应就是输注反应、胃肠道反应、骨髓抑制、感染、乙型病毒性肝炎再激活、脏器功能损伤等，及时发现患者的不良反应并给予针对性的处理；第四方面是对患者进行康复指导，主要包括饮食、运动及患者心理方面的指导。

◎ 随访具体有哪些内容

❶ 病史及体格检查

体格检查即由医生进行查体，通过视诊、触诊、听诊、叩诊等检查初步判断身体状况。通过体格检查可以发现淋巴瘤患者身上的"坏信号"如全身浅表淋巴结、韦氏环、肝脏及脾脏增大，这些"信号"可以帮助医生初步了解病情。

❷ 外周血检查

外周血检查包括血液常规检验、血生化、血清肿瘤标志物。

血常规可反映白细胞、红细胞和血小板计数的情况，检查是否有感染、贫血等情况；血生化可反映肝肾功能，尤其要注意乳酸脱氢酶浓度，因为乳酸脱氢酶的血液浓度是淋巴瘤的独立预后因子，浓度高低可以预示患者对治疗反应和可能的生存时间，也能反映患者体内肿瘤细胞多少；肿瘤标志物是指在肿瘤发生和增殖过程中，由肿瘤细胞本身合成、释放，或者是由机体对肿瘤细胞反应而产生的一类物质。肿瘤标志物变化能够评估治疗效果和预示肿瘤的复发和转移。

❸ 影像学复查

影像学复查主要目的是发现深部淋巴结（包括纵隔及腹膜后淋巴结等）及脏器的累及情况，并可对病情做出全面而精确的评价。目前比较常用的是 B 超检查和全身 CT 检查。一般治疗结束一年后尽量减少 CT/MRI 复查，建议以胸片和 B 超替代，同时不推荐 PET-CT 作为随访检查的手段，在某些特殊情况下才需要行 PET-CT 进行复查。

❹ 心脏检查

如心电图、心脏彩超等。淋巴瘤的治疗过程中，化疗及放疗都有一定程度的心脏毒性，定期行心脏检查有利于早期发现由心脏治疗引起的相关不良反应。

❺ 病理活检

如果体格检查或影像学检查发现有可疑包块或肿大淋巴结,则需要进一步取包块或肿大淋巴结送病理检查,以进一步明确是否存在肿瘤细胞。

骨髓穿刺(必要时)

包括骨髓涂片、骨髓病理活检、流式免疫分型。

◎ 应该间隔多久去随访

淋巴瘤是一个"庞大家族",包括了很多不同的亚型,不同亚型的淋巴瘤有其各自不同的"脾气秉性"。所以淋巴瘤的随访复查时间不可一概而论。

对于患治愈类型淋巴瘤,如弥漫大 B 细胞淋巴瘤、霍奇金淋巴瘤的这部分患者,其复发概率随时间的推移会降低,所以可以逐渐降低随访频率;如果不幸患有不可治愈淋巴瘤,如滤泡和套细胞淋巴瘤,复发的概率随时间的推移会增加,所以建议每 3~6 个月复查 1 次。如果有不适症状应该主动随访。

另外,需要提醒各位患者的是,有必要学会一些简单的自身检查,如自行触诊身体各处浅表淋巴结(常见如腋窝淋巴结、腹股沟淋巴结、颈部锁骨上淋巴结等),同时警觉一些身体不适，如果发现自己出现不明原因的发热、盗汗及体重下降等症状，则需要随时就诊哦！

不同类型淋巴瘤患者具体的随访方案大致如下。

❶ 霍奇金淋巴瘤

- 治疗结束 2 年内：每 3 个月复查 1 次。
- 治疗结束 2～5 年：每 6 个月复查 1 次。
- 接受过颈部放疗：每年评估甲状腺功能。
- 接受过强化疗的年轻患者：监测性激素水平。
- 接受过胸部放疗的女性患者：每年行乳腺检测，X 线或 MRI 检查。

❷ 弥漫大 B 细胞淋巴瘤

- 2 年内：每 3 个月复查 1 次。
- 2～5 年：每 6 个月复查 1 次。
- 5 年后：每年复查，维持终生。

❸ 滤泡淋巴瘤 / 套细胞淋巴瘤随访

每 3～6 个月定期复查，维持终生。

❹ 高度侵袭性淋巴瘤（如伯基特淋巴瘤）

- 1 年内：每 2 个月复查 1 次。
- 1～2 年，每 3～6 个月复查 1 次。
- 2 年后：每年复查，维持终生。
- 特殊情况：口服化疗药物维持治疗期间注意监测血象、生化。

◎ 随访前患者需要准备哪些内容

在随访过程中，医生希望尽可能完整、系统地了解患者在院外的各方面身体状况情况。并希望患者能在相对简短问诊过程中有条理地，突出重点地汇报自己在院外这段时间的身体情况。所以患者本身适当了解医生在随访过程中的关注点，同时收集好相关检查检验资料，能够在随访过程中与医生更好地配合。患者可以先想好下述内容如何表述、准备好相应的资料给到医生浏览，以免疏漏。

- 自上次随访以来，有哪些症状好转，哪些症状加重，有哪些新发现的症状？
- 目前的治疗方案是否需要调整，下一步治疗方案如何？
- 下一次什么时候随访，需要检查哪些项目？

● 主动告知医生随访期间是否发现其他疾病以及不适症状，有无接受相应治疗？

● 随访期间个人生活是否发生重大变化，心理有无重大波动？

◎ 长期随访过程中的心态调整

随访的过程中患者需要避免相对极端的心理状态：一是特别放松的状态，认为治疗周期接受后达到了完全缓解，自己就可以立马松一口气，这部分患者需要意识到，尽管治疗已经结束，但后续还要警惕复发，这也是一项长线且艰巨的任务；另一部分患者呢，却到了另一个极端，产生了十分恐惧的心理，每天担心复发，心理压力大，没有相对轻松的心情仍不利于疾病的长期管理随访。像是惰性淋巴瘤患者由于随访频率高，患者往往特别担心复发，这也是需要注意的地方。

总的来说，抗癌治疗是一个长期的过程，患者和家属都要认识到随访的重要性，因为淋巴瘤患者疾病的复发性决定了必须定期随访。坚持长期定期随访，及时发现淋巴瘤复发或进展，并及时处理，有助于患者长期生存及提高生活质量。定期随访的另一个好处是患者能及时地从医生那里得到关于淋巴瘤治疗的最新进展,目前淋巴瘤诊疗称得上日新月异,许多新药及新的临床试验争先问世,患者定期随访的过程也是患者能接触新技术、新药物治疗的最简便的方式,使其能在第一时间接受新技术、新药物的治疗,为自己多谋一线生机。

◎ 总结:坚持长期随访

- 患者治疗结束应按时定期随访,一般每3~6个月来院复查。
- 建议患者定点复查,每次需详细记录结果,便于资料对比。
- 复查项目应全面。
- 坚持长期随访:5年后仍有复发可能。
- 警惕第二肿瘤:早发现、早诊断、早治疗。